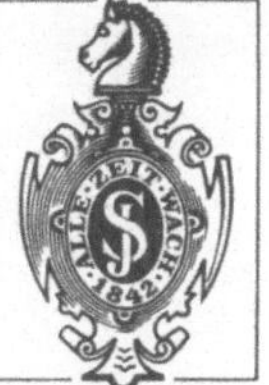

Psychosozialer „Stress" und koronare Herzkrankheit

Verhandlungsbericht vom Werkstattgespräch
am 8. und 9. Juli 1976 in der Klinik Höhenried

Herausgegeben von M. J. Halhuber

Gesprächsteilnehmer:
W. Butollo, A. W. von Eiff, L. von Ferber, M. J. Halhuber,
E. Heftner, H. Hofmann, D. von Holst, W. Kerber, E. König,
H. Konzett, D. Langen, H. Lechleitner, M. Lepper, L. Levi,
H. Lydtin, E. Nüssel, H. Schaefer, U. Stocksmeier, T. Theorell,
F. Vester, E. Weidemann

Springer-Verlag
Berlin Heidelberg New York 1977

Professor Dr. med. Max J. Halhuber
Ärztlicher Direktor, Klinik Höhenried
8131 Bernried/Obb.

Mit 12 Abbildungen

ISBN-13: 978-3-540-08322-1   e-ISBN-13: 978-3-642-66692-6
DOI: 10.1007/978-3-642-66692-6

Library of Congress Catalog Card Number: Main entry under title: Psychosozialer „stress"
und koronare Herzkrankheit. One paper in English. 1. Coronary heart disease--Psychosomatic
aspects--Congresses. 2. Stress (Physiology)--Congresses. 3. Coronary heart disease--Social
aspects-Congresses. I. Halhuber, Max J. II. Butollo, Williband.
RC685.C6P82   616.1'23'08   77-2698

2121/3140-543210

Vorwort

Das am 8. und 9. Juli 1976 im Schloß Höhenried veranstaltete interdisziplinäre Werkstattgespräch sollte Argumente und Gegenargu-
mente über den Zusammenhang zwischen psychosozialen Belastungen und der koronaren Herzkrankheit zusammentragen. Dazu
waren etwa 30 Experten aus verschiedenen, auch nicht medizinischen Bereichen eingeladen worden, um möglichst viele Aspekte
der schwierigen Problematik beleuchten zu können. Der Gegenstand ist heute noch ein Kontroversthema, aber alle Gesprächsteilnehmer, Epidemiologen, Kardiologen, Psychologen, Psycho- und
Soziosomatiker, Pharmakologen, Theologen, Zoologen, Grund-
lagenforscher und Praktiker, die sich in einer sehr dichten 8-stün-
digen Diskussion mit Erfolg um eine gemeinsame Sprache bemüht
haben, waren sich darin einig, daß man heute nur die Spitze des
Eisberges dieses hochaktuellen Problems erkennt. Man muß sich mit
Geduld und Kritik um eine Identifizierung des Problems bemühen,
um dann durch kontrollierte Intervention die Situation zu modifi-
zieren. Auch skeptische Beobachter dieser wechselseitigen interdisziplinären Information über den derzeitigen Stand der Anschauungen und der beigebrachten Fakten zu ihrer Begründung
hatten den Eindruck, daß hier Beiträge zu einer Bestandsaufnahme
der Problematik geleistet wurden, die durch die Veröffentlichung
des Verhandlungsberichtes und die Fortsetzung des Gespächs noch
ergiebiger sein werden.

Kann man ein positives, auch für die Praxis heute schon brauch-
bares Ergebnis eines solchen Werkstattgespräches vereinfachend
zusammenfassen? Es scheint Übereinstimmung darüber zu bestehen, daß Änderungen der gewohnten Sozialstruktur und der
individuellen Rollensituation auch faßbare Korrelationen mit dem
Entstehen des koronaren Herzkrankheit ergeben. Lassen Sie mich
hier nur zwei Informationen provozierend festhalten:

Der Zoologe von Holst wies darauf hin, daß bei Säugetieren Koro-
narveränderungen, Bluthochdruck und Arteriosklerose im Labor
und in der Natur stets als Folge langanhaltender sozialer Belastungen
auftreten, wie zum Beispiel bei zu hoher Populationsdichte. Ursache
dieser schädlichen Auswirkungen ist hierbei nicht die hohe Wohndichte per se, sondern die hierdurch veränderte Sozialstruktur, bzw.

die daraus für die Tiere resultierende ständige psychosoziale Belastung. L. Levi vom Stress-Forschungsinstitut der WHO in Stockholm hat auf die generellen Stressoren im Arbeitsleben hingewiesen:

Die schlechte „Paßform" des Individuums in einer sozialen Situation, d. h. das Mißverhältnis von Erwartungen und erlebter Wirklichkeit, die täglich erlebten Rollenkonflikte, die Rollenmängel und die Belastungen durch zu schnelle Veränderungen unserer Rollen (erhöhte Mobilität im beruflichen Bereich z. B.) scheinen wichtig zu sein. Zu wenig und zu viel „Stress" ist in gleicher Weise schädlich.

Levi hat am Schluß einige Prinzipien der von den Ärzten auszugehenden sozialpolitischen Gegenmaßnahmen gegen den psychosozialen Stress zusammengefaßt. Wir bräuchten eine ökologische und politische Betrachtungsweise, die alle Methoden interdisziplinär zu integrieren versucht (kennen die Ärzte die Umwelt ihrer Patienten?). Es geht um ein Bewußtmachen der Situation, deren Auswertung und die Rückverbindung auch zur Politik (welche Situationen und Maßnahmen sind gut oder schlecht für wen?). Es geht um ein „Monitoring" d. h. ein Verfolgen gesellschaftlicher Prozesse über längere Zeit, um ein „Radarfrühwarnsystem" zu gewinnen und schließlich um die Förderung von Bürgereigeninitiativen (citizen participation) – „Meine Herren Politiker, der kleine Bruder paßt auf"! (L. Levi)

Mit dieser unüblichen Einführung zum Verhandlungsbericht möchte der Herausgeber auch Skeptiker und Außenstehende zur Auseinandersetzung mit der hier zu Wort kommenden Problematik herausfordern.

Allen Teilnehmern des Werkstattgespräches, dem Verlag und dem Sponsor, der Firma Pharma-Schwarz, sei für die gute Kooperation sehr gedankt, ganz besonders auch Frau ANGELIKA LANGSDORF für die sorgfältige Bearbeitung des Manuskriptes.

Die Tonbandniederschrift des Werkstattgesprächs war den diskutierenden Teilnehmern im Urtext zugeschickt worden. Dieser Verhandlungsbericht gibt – mit wenigen Ausnahmen – nur die von den Gesprächs-Teilnehmern korrigierten und dem Herausgeber zeitgerecht übermittelten Beiträge wieder.

April 1977   M. J. HALHUBER

Inhaltsverzeichnis

Gesprächsteilnehmer

BUTOLLO, W., Prof. Dr.: Psychologisches Institut der Universität München, Kaulbachstraße 93, D-8000 München

EIFF VON, A. W., Prof. Dr.: Medizinische Universitätsklinik Bonn, Venusberg, D-5300 Bonn

FERBER VON, Liselotte, Dr. med.: Universität Bielefeld – Fakultät Soziologie, Kurt-Schumacher-Straße 6, D-4800 Bielefeld

HALHUBER, M. J., Prof. Dr. med.: Klinik Höhenried, 8131 Bernried

HEFTNER, E., Dr.: Rehabilitationszentrum der Pensionsversicherungsanstalt Hochegg, A-2840 Hochegg

HOFMANN, H., Dr.: Klinik Höhenried, LVA, D-8131 Bernried

HOLST VON, D., Prof. Dr.: Lehrstuhl für Zoophysiologie Universität Bayreuth, Am Birkengut, D-8580 Bayreuth

KERBER, W., Prof. Dr.: Hochschule für Philosophie München, Institut f. Gesellschaftspolitik, Kaulbachstraße 33, D-8000 München 22

KÖNIG, E., Prof. Dr.: Schwabinger Krankenhaus, Kölner Platz 1, D-8000 München 40

KONZETT, H., Prof. Dr.: Pharmakologisches Institut der Universität Innsbruck, Peter-Mayer-Str. 1, A-6020 Innsbruck

LANGEN, D., Prof. Dr.: Universitätsklinik für Psychotherapie Mainz, Langenbeckstraße 1, D-6500 Mainz

LECHLEITNER, H., Dr.: Bayr. Rundfunk – Fernsehen, Redaktion Wissenschaft, Rundfunkplatz 1, D-8000 München 2

LEPPER, Margret, Dr.: Klinik Höhenried, LVA, D-8131 Bernried

LEVI, L., Prof. Dr.: Laboratory for clinical Stress Research, Karolinska Sjkhuset, Fack, S-10401 Stockholm 60

X

LYDTIN, H., Prof. Dr.: Kreiskrankenhaus Starnberg, Oßwaldstraße 1,
D-8130 Starnberg

NÜSSEL, E., Prof. Dr.: Medizinische Universitätsklinik Heidelberg,
Institut f. Infarktforschung, Bergheimerstraße 58, D-6900 Heidelberg

SCHAEFER, H., Prof. Dr.: Physiologisches Institut der Universität
Heidelberg, Im Neuenheimer Feld 326, D-6900 Heidelberg

STOCKSMEIER, U., Prof. Dr. Dr.: Arbeitsgemeinschaft für Kardiologische Langzeitstudien, Höhenbergstraße 2, D-8132 Tutzing

THEORELL, T., Dr.: Med. Kliniken, Serafimerlasarettet, Fack,
S-11283 Stockholm

VESTER, F., Priv.-Doz., Dr.: Nußbaumstraße 14, D-8000 München 2

E. WEIDEMANN, E., Priv.-Doz. Dr.: Herz- und Kreislaufzentrum,
D-6442 Rothenburg/Fulda

1. Tag
Versuch einer kritischen Bestandsaufnahme zu einem Mode-Thema

HALHUBER: Meine Damen und Herren, um Protokollpannen zu vermeiden, gestatten Sie mir bitte, niemanden namentlich zu begrüßen, aber Sie alle sehr herzlich in Höhenried willkommen zu heißen. Warum sind Sie zu einem "Werkstattgespräch" über Stress und koronare Herzkrankheit und ausgerechnet hierher eingeladen worden?

Es ist sicher nicht nur an der Klinik Höhenried die Erfahrung zu machen, daß Infarktpatienten auf die ärztliche Frage, worauf sie ihr Krankheitsschicksal, ihre oft dramatische Lebenscaesur zurückführen, antworten: "Es ist mein Stress". Dabei glaube ich, daß bei den gehobenen Sozialschichten etwa jeder zweite die Antwort für uns bereit hat.

Ist das nun eine bequeme Ausrede, eine modischer Verweis auf Schicksalhaftigkeit, um von persönlicher Verpflichtung zu Verhaltensänderungen im Lebensstil abzulenken? Oder steckt hinter dieser scheinbaren Ausrede tatsächlich eine Realität, der wir Ärzte aufgrund unseres bisherigen Werdeganges nicht zu begegnen vermögen, weil uns eben interdisziplinäre soziosomatische Denkansätze fremd sind (was ich eher vermuten möchte)? Diese Fragen sind von großer praktischer, medizinischer, gesundheits- ja sogar bildungspolitischer Bedeutung, z.B. in der Alltagspraxis für jeden Arzt, des es mit Koronarkranken zu tun hat. Besonders wichtig sind sie in einer Rehabilitationsklinik, in der die Patienten unter alltagsnahen Bedingungen neue Verhaltensweisen kennen- und anerkennen lernen sollen, (wie wir unseren Patienten immer wieder sagen: Information und Motivation) - jenen neuen Lebensstil, der sie nach ihrer Rückkehr in den Alltag am ehesten instand setzen soll, ihre quantitative und qualitative Lebenserwartung zu verbessern. Das ist ein anspruchsvolles Unterfangen, das vielen Einwänden massiver Skepsis begegnet.

2

Ich bedauere, daß Herr HEYDEN an diesem Gespräch aus äußeren
Gründen nicht teilnehmen konnte. Er wäre ein geeigneter Sprecher
aller skeptischen Gegner der Verwendung des gefährlich vagen
Begriffs "negativer Stress". HEYDEN kritisierte in einer kürzlich
in der "Therapiewoche" (4/76) erschienenen Arbeit über Stress und
Infarkt die Annahme, daß psychosoziale Prozesse in der Diskussion
über Ätiologie chronisch degenerativer Erkrankungen eine so be-
deutende Rolle spielen, obwohl sie epidemiologisch so schlecht
dokumentiert seien. Er führt triftige Argumente ins Feld und
stützt sich auf P.D.WHITE, den Verfasser des Majoritätsberichtes
der Amerikanischen Kardiologischen Gesellschat, der ausdrücklich
sagt:

"Die statistische Beweisführung lasse zwar noch die letzte und
absolute Sicherheit vermissen, spreche aber ganz entschieden gegen
Stress als einem primär und essentiellen Faktor bei der Koronar-
occlusion und bei plötzlichem Herztod infolge obstruktiver Koronarsklerose".

Weiter zitiert er HINKLE:" Heute ist die Stresserklärung nicht
länger notwendig. Es ist klar, daß jeder Krankheitsprozess durch
die individuelle Reaktion auf die soziale Umwelt oder Mitmenschen
beeinflußt werden kann". (zitiert nach E. PETZOLD, 1976)

Diese Veranstaltung war ursprünglich als ein Seminartag im Rahmen
einer Reihe von Fortbildungsveranstaltungen zur umfassenden Be-
treuung von Koronarkranken gedacht gewesen. Im vergangenen Jahr
haben wir nämlich hier bei einem Versuch, einen Tag lang mit
niedergelassenen Ärzten pharmakotherapeutische Probleme beim
Koronarkranken zu diskutieren, sehr gute Erfahrung gemacht. Aber
ist unser heutiges Thema fortbildungsreif? Ich bezweifle es, und
deshalb haben wir uns zu einem anderen Stil, eben zu einem "Werkstattgespräch" entschlossen. Ich bin der Firma Pharma-Schwarz,
die als großzügiger Sponsor diese Veranstaltung ermöglicht, sehr
dankbar, daß sie einer Umwandlung in ein kritisches Werkstattgespräch von Experten in relativ kleinem Rahmen sofort zugestimmt
hat.

Ein "Werkstattgespräch" meint folgendes: Wir besuchen einander
bei der Denkarbeit, beim kreativen Basteln von Hypothesen und
Theorien. Wir brauchen keinen Ausgehanzug für die Formulierung
bereitzulegen, sondern dürfen ins Unreine denken und es soll innerhalb und außerhalb dieses Raumes auch zum "brainstorming"
kommen. Und die Gedanken, Ideen, Einwände, Facts und Phantasien
sollen zwar durch das Tonband festgehalten werden und nicht verloren gehen, aber sie sollen nur an die Öffentlichkeit kommen,
wie die Autoren es selbst wünschen.

Daß eine vollständige Bestandsaufnahme der genannten Problemkreise möglich sein wird, halte ich schon von vornherein für ir-
real, noch dazu, da auf Wunsch von Herrn LEVI auch die sozial-
und gesundheitspolitischen Konsequenzen aus der Stress-Forschung
diskutiert werden sollen. Alle Problemkreise befriedigend zu er-
örtern, ist sicher nicht an einem Tag möglich. Aber ein paar
Schritte auf diesem Weg erhoffen wir uns von diesem Expertenge-
spräch, vor allem Anregungen, und auch Ansätze für interdisziplinäre Studienprojekte.

In Höhenried bemühen wir uns nicht nur im Rahmen der Arbeitsgruppe
für kardiologische Langzeitstudien seit Jahren um solche Ansätze,
weshalb diese Klinik als Tagungsort legitimiert ist. Wie wir mit
der Fülle des Stoffes methodisch am besten fertig werden, wird
sich aus der Entwicklung der Diskussion und ihrer Schwerpunkts-
bedürfnisse ergeben. Heute Abend erhoffen wir uns von Herrn
SCHAEFER's "Hubschrauberblick über die Problemlandschaft" eine
Einführung in das Thema (un tour d'horizon), die uns für morgen
einstimmt, vorbereitet und provoziert. Wir bewundern seit Jahren
seinen Mut und seine Ausdauer, gegen den Strom zu schwimmen;
besonders, seit wir ihn als Vorsitzenden der Gesellschaft für
Kreislaufforschung vor Jahren erlebt haben. Er hatte damals den
Mut, eine Tagung dieser ganz naturwissenschaftlich eingestellten
Gesellschaft unter das Thema zu stellen: "Soziosomatik der Kreis-
laufkrankheiten".

Herr SCHAEFER, Sie haben mir geschrieben, daß Sie derzeit eine
besonders gute Übersicht über das Weltschrifttum zu diesem Thema

haben, weil Sie ein entsprechendes Buch vorbereiten. Auch deshalb habe ich mir erlaubt, Sie heute um das Einführungsreferat zu bitten.

<u>SCHAEFER</u>: Lieber Herr HALHUBER, meine Damen und Herren, Sie haben eben gesagt, wir könnten ganz ohne Ausgehanzug vortragen. Ich gestatte mir jedenfalls von diesem Erlaubnis Gebrauch zu machen und etwas Vorläufiges darzulegen. Ich habe meinen Auftrag dahin verstanden, daß ich Ihnen auseinandersetzen soll, wie eine moderne Physiologie und Epidemiologie das Problem der Erzeugung und Begünstigung der Herzkrankheiten durch Stressfaktoren sieht. Zunächst möchte ich Ihnen darlegen, daß und warum die klassische Theorie der koronaren Herzkrankheiten ungenügend ist. Es sind eine Reihe von Gründen, die ich hier anführen möchte. Zunächst will ich vorausschicken, daß das, was ich sage, in keinem Punkte die klassische Theorie der Risikofaktoren als solche infrage stellt, das also, was in den großen epidemiologischen Studien in Framingham und Tecumseh erarbeitet worden ist. All das ist selbstverständlich gültig, das heißt: man hat mit Recht herausbekommen, daß es Risikofaktoren gibt, hat diese Faktoren ausgezählt, in ihrem relativen Risiko leidlich bestimmt und daran soll nicht gerüttelt werden. Es ist aber keine Frage, und hier kommt meine erste kritische Bemerkung, daß die Bedeutung dieser klassischen Risikofaktoren als alleinige Ursache der koronaren Herzkrankheiten überschätzt worden ist. Das hätte man voraussagen können, wenn man die Framingham-Studie sorgfältig studiert hätte. Denn was in Framingham untersucht worden ist, war immer nur eine Einweggleichung; man hat nämlich gesehen, daß Menschen, die bestimmte Risikifaktoren haben, eine größere Wahrscheinlichkeit haben, an koronaren Herzkrankheiten zu erkranken. Man hat aber in Framingham nicht den umgekehrten Weg eingeschlagen, auch gar nicht einschlagen können, nämlich Probanden, die eine koronare Herzkrankheit erlitten haben, daraufhin zu untersuchen, wie ihre Risikofaktoren aussehen, warum einer, der keine klassischen Risikofaktoren hat, doch an einer koronaren Herzkrankheit erkrankt und warum diejenigen, die Risikofaktoren haben, durchaus nicht immer an einer solchen Krankheit erkranken. Es ist insbesondere in den letzten Jahren, insbesondere in England, dargelegt worden, daß die klassischen Risikofaktoren der

koronaren Herzkrankheiten nicht die Dignität besitzen, die man
ihnen jahrelang zuschrieb, und zwar dann nicht besitzen, wenn
man ältere Menschen untersucht. Sie sind offenbar leidlich gültig bei jüngeren Menschen. Es ist aber von einem so bedeutenden
Epidemiologen wie COCHRANE noch vor kurzem gezeigt worden, daß
die prädiktiven Eigenschaften der Risikofaktoren und -indikatoren
bei älteren Menschen sich auf Rauchen und Elektrokardiogramm
beschränken, daß aber die Bedeutung des erhöhten Cholesterin-
spiegels beim älteren Menschen offensichtlich nicht so groß
ist, wie man glaubte.

Die klassische Theorie der Risikofaktoren erklärt nicht, was
ich die "escapers" nennen möchte, d.h. die Tatsache, daß es
Gesunde mit Risikofaktoren gibt. Abb. 1 stammt aus einer Arbeit,
die eine gute Übersicht über das National Pooling Project bietet.
Mit den Säulen ist die Häufigkeit pro Tausend der untersuchten
Population angegeben, mit der eine erste größere koronare Attacke
eintrat, wenn kein Risikofaktor, nur einer, nur zwei, oder alle
drei der hier untersuchten Risikofaktoren vorhanden sind. Die
Risikofaktoren waren das Cholesterin, der diastolische Blutdruck (größer als 90) und schließlich Zigarettenkonsum, und
zwar gleichgültig wieviel, wie oft und wie lange.

Es zeigt sich also, daß die Summation von drei Risikifaktoren
eine gewaltige Steigerung der Inzidenz von koronaren Attacken
mit sich bringt. Die Inzidenz der Gesamtsterblichkeit beträgt
147 gegen 30, ein Zeichen also, daß Risikofaktoren um so wirk-
samer sind in der Erzeugung von koronaren Attacken, je mehr von
ihnen bei ein und demselben Probanden auftreten. Die Zahlen,
die unten stehen, muß man wirklich ernst nehmen. Von 595 Personen,
welche drei Risikofaktoren gleichzeitig aufwiesen, haben nur 85
einen koronaren Tod erlitten und von den 3320 Personen, die nur
einen Risikofakor haben, sind ganze 209 gestorben. Meine Frage
ist nun, warum die anderen Probanden nicht ebenso erkrankt sind
wie diese. Eine Frage, die von der klassischen Theorie zunächst
nicht beantwortet werden kann.

Der nächste Gesichtspunkt ist, wie man sich die Tatsache erklären
soll, daß es paradoxe Erkrankungen gibt, daß es also auch unter
solchen Personen, die keinen Risikofaktor haben, zwanzig Menschen
mit koronaren Herzkrankheiten gibt. Es sind hier 1249 Probanden
gewesen, von denen 28 einen Infarkt bekommen haben und 44 gestorben sind, während von den 3320, die nur mit einem Risikofaktor
behaftet waren, auch nur 171 einen Infarkt bekamen und 209 star-
ben. Das heißt, der Unterschied zwischen beiden Gruppen ist so
groß nicht, die observed/expected ratio ist rund auf das doppelte
angewachsen.

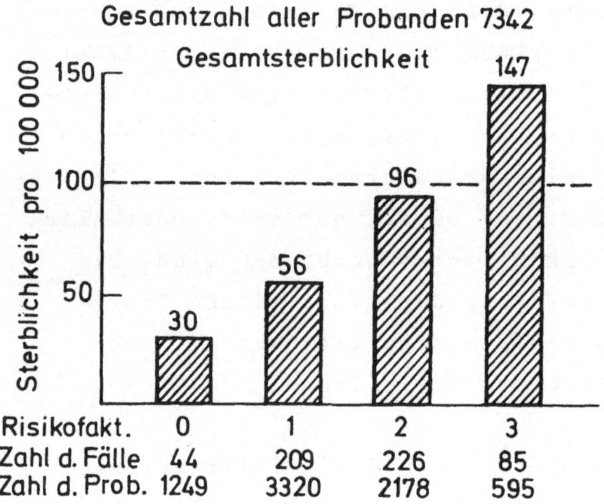

Abb. 1. Aus STAMMLER und EPSTEIN, Prev. Med. 1, 33 (1972)

Die zweite Problematik, der sich die klassische Theorie gegen-
übersieht, ist also die bange Frage, warum es diese paradoxen
Fälle gibt, d.h. koronare Herzkrankheiten ohne Risikofaktoren.
Wir könnten erstens einwenden, daß die Menschen, die nicht erkranken, obgleich sie Risikofaktoren haben, erkranken würden,
wenn wir sie weiterhin beobachten würden. Nun zeigt uns aber
gerade das Schicksal der Framingham-Studie, daß das offensichtlich nicht in einem befriedigenden Maße zur Erklärung herangezogen werden kann. Die meisten dieser Menschen bleiben tatsächlich sehr lange Zeit gesund.

Zweitens kann man zu den paradoxen Fällen annehmen, daß bei ihnen andere Risikofaktoren vorliegen, welche nicht gemessen worden sind. Ersichtlicherweise sind hier nur die drei klassischen Risikofaktoren beobachtet worden, und wir wissen heute, daß es andere Risikofaktoren gibt. Das aber ist unser Thema, zu zeigen, daß es nicht die klassischen Risikofaktoren allein sind, welche die koronaren Herzkrankheiten erzeugen, sondern daß noch irgendetwas anderes hinzukommen muß. Schließlich erklärt die klassische Theorie nicht den Widerspruch zwischen der Inzidenz von koronaren Herzkrankheiten und Insulten des cerebrovaskulären Systems, d.h. die Inzidenzen von Schlaganfall und allen sonstigen Anfällen des zerebralen Kreislaufs haben eine andere Risikoverteilung, welche mit derjenigen der koronaren Herzkrankheiten nirgendwo in Einklang zu bringen ist.

So hat die Häufigkeit, mit der diese zerebralen Insulte auftreten, im Laufe der Jahre sehr stark abgenommen, und zwar bei Frauen von 1957 bis 1971 um 25%, bei Männern nicht ganz so viel. Das ist schwer erklärlich, wenn man die koronaren Herzkrankheiten als Folge einer Koronarsklerose deutet, doch bei der Sklerose der Zerebralgefäße offensichtlich einen ganz anderen Trend sieht, denn bei den koronaren Herzkrankheiten ist genau das Umgekehrte der Fall; sie haben in der Zeit von 1957 bis 1971 gewaltig zugenommen und zwar auf das dreifache des ursprünglichen Wertes, d.h. um 200% in zwanzig Jahren, ein Ereignis, das wir aus der Geschichte der Medizin sonst nirgendwo kennen.

Die klassische Theorie erklärt weiterhin nicht das Enstehen der traditionellen Risikofaktoren, es sei denn, diese Entstehungsgeschichte werde genetisch erklärt. Die Risikofaktoren müssen irgendwo herkommen, sie sind bei einer natürlichen lebenden Population ersichtlicherweise nicht vorhanden. Die Frage ist, wo kommen sie eigentlich her?

Die Sache sieht folgendermaßen aus; ein Mensch kommt mit einem normalen Genbestand auf die Welt. Auf diesen genetisch determinierten Organismus wirkt die Umwelt ein und verändert diesen

durch sein Erbgefüge determinierten Organismus so, daß dabei
diejenige Persönlichkeit entsteht, die nun vor dem Arzt erscheint
und die man Risikopersönlichkeit nennt. Diese Risikopersönlichkeit unterliegt akuten oder chronischen Einflüssen, Risikofaktoren, Noxen aus der Umwelt, so daß sich durch diese zweite
Auseinandersetzung zwischen Individium und Umwelt Krankheit
und Tod entwickeln.

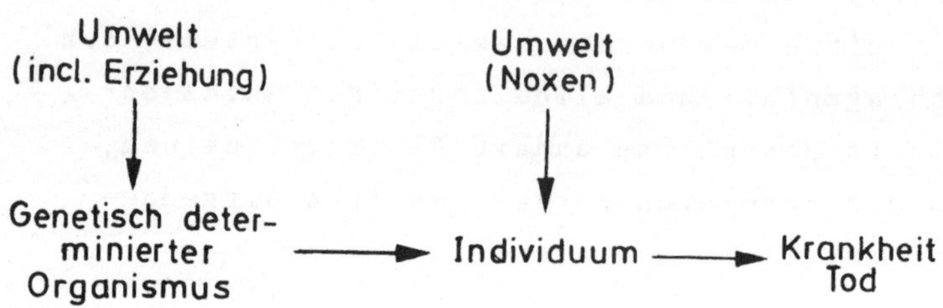

Abb. 2

Es ist schlechterdings logisch ausgeschlossen, daß es andere
Einflüsse auf den genetisch determinierten Organismus gibt, als
solche aus der Umwelt. Genetische und Umweltfaktoren als Risikofaktoren sind also die einzigen logisch verbleibenden Möglichkeiten. Wir hätten uns nur zu fragen, woher die Umweltfaktoren
stammen. Wir können uns dabei nicht darauf herausreden, daß
diese Risikofaktoren, wie etwa das Cholesterin oder der Bluthochdruck, gleichsam da sind, ohne daß wir eine nähere Rechen-
schaft über ihre Entstehung abzulegen hätten. Wir müssen eine
Ätiologie der Risikofaktoren entwickeln. Sie ist bis jetzt nirgendwo dargelegt worden. Man kann natürlich annehmen, daß
einige Risikofaktoren letztlich genetisch bestimmt sind. Es
wäre aber sehr schwer zu erklären, wie es zu einer solch raschen
Zunahme gerade des Infarktes kommt, in einer Periode, in der
mit der Veränderung genetischer Faktoren nicht gerechnet werden
kann. Außerdem fragt sich, warum bei einer Zunahme der Risikofaktoren für Arteriosklerose die zerebralen Insulte abnehmen.
Auf diese Frage hat die klassische Theorie keine Antwort.

Was die genetische Erklärung anlangt, so möchte ich noch einmal
darauf hinweisen, daß sie bei der Erklärung der Inzidenzen von
Herzkranzgefäßerkrankungen in standardisierten Sterbeziffern,
speziell ihrer Veränderung zwischen 1953 bis 1971 versagt. Ihr
Anstieg bei Frauen liegt um 175%, bei Männern um 200%, d.h. die
Frauen sind nicht viel günstiger daran und holen die Männer rasch
ein. Gerade in der letzten Zeit sind die Anstiege bei den Frauen
steiler geworden, während sie bei den Männern eher einen Sätti-
gungspunkt zu erreichen streben. Wenn man die Sterblichkeitszif-
fern genauer analysiert, kann man voraussagen, daß die Frauen die
Männer bezüglich der Sterblichkeit in etwa zwanzig Jahren einge-
holt haben werden. Es sieht so aus, als ob die Zunahme der Ster-
lichkeit an koronaren Herzkrankheiten der Männer einem Sättigungs-
punkt zustrebt, den Amerika offenbar schon erreicht hat. Die
deutschen Ziffern nähern sich langsam asymptotisch dem amerikanischen Wert an.

Wir dürfen ferner nicht übersehen, daß, selbst wenn wir geneigt
wären genetische Faktoren bei der Entwicklung derartiger Erkrankungen anzuschuldigen, wir schwer unterscheiden könnten zwischen
genetischen Faktoren im eigentlichen Sinne und pseudogenetischen
Faktoren, die dadurch vorgetäuscht werden, daß Menschen ein bestimmtes Schicksal in frühester Jugend erlitten haben, das sie so
geprägt hat, daß aufgrund dieser Prägung Risikofaktoren entstanden
sind. Die These der frühkindlichen Prägung, zuerst von RENE SPITZ
entwickelt und dann aufgrund der Verhaltenstheorie allgemein ak-
zeptiert, besagt, daß das menschliche Kind in den ersten drei
Lebensjahren durch bestimmte Fehleinflüsse seiner sozialen Umwelt
so verändert wird, daß es dabei risikoträchtige Eigenschaften an-
nimmt. Ein Großteil der Eigenschaften, die man der Risikopersönlichkeit zuschreibt, sind das Resultat einer solchen frühkindlichen Entwicklung. Man kann aber im Einzelfall schwer unterscheiden, ob diese Hypothese zutrifft, oder ob vielleicht Erbfaktoren
dahinterstecken. Die Schwierigkeit der Diskriminierung zwischen
diesen beiden Einflüssen ist insbesondere in der Schizophrenie-
lehre hervorgetreten. Es ist so, daß man im Grunde genommen nur
an eineiigen Zwillingen das Problem entscheiden kann, und überdies
an eineiigen Zwillingen, die in früher Jugend getrennt worden sind.

An eineiigen Zwillingen, die das gleiche frühkindliche Schicksal
erlitten haben, könnte man immer die Behauptung aufstellen, daß
es die gleichen frühkindlichen Einflüsse waren, welche das kon-
kordante Verhalten der monozygoten Zwillinge erzeugt haben. Ich
erwähne das nur, um klarzumachen, in welcher schwierigen Situation
der Genetiker gegenüber der Ätiologie der koronaren Herzkrankheiten stünde. Er müßte eine Epidemiologie anwenden, die nirgendwo,
so viel ich sehe, hinreichend fundiert begonnen worden ist. In
den ersten Versuchen hat sich herausgestellt, daß die genetischen
Faktoren der Menschen zwar eine Prädisposition geben, aber an-
scheinend nicht viel mehr. Ich bin trotzdem überzeugt davon, daß
man noch nicht klar genug sieht, um das Problem endgültig zu
entscheiden. Es entwickelt sich in der Hypertonieforschung ein
neuer Aspekt, der etwa folgendermaßen aussieht:

In dem berühmten Streit zwischen PRATT und PICKERING über die
genetische Fundierung der Hypertonie hat sich das Problem auf
höherer Ebene gelöst. Die Dinge haben sich dahin entwickelt, daß
bei der Hypertonie die genetische Struktur des emotionalen Verhaltens der Probanden eine große Rolle spielt, und daß dadurch
der genetische Faktor doch in die Entstehungsgeschichte der Hypertonie hereingekommen ist, nachdem man vorher keinen Anhalt dafür
hatte, zwei genetisch verschiedene Populationen von Hypertonen
und Normotonen anzunehmen.

Der dritte Problemkreis, den ich kurz vorstellen möchte, weil ich
hier nicht sonderlich sachverständig bin, ist die Diskrepanz
zwischen Klinik und pathologischer Anatomie. Es ist gerade im
Heidelberger Pathologischen Institut von DOERR und seinen Mitarbeitern, insbesondere von HÖPKER gezeigt worden, daß eine weit-
gehende und prinzipielle Diskrepanz besteht zwischen den Sektionsbefunden der Koronargefäße einerseits und der Inzidenz der Infarkte andererseits. HÖPKER hat gezeigt, daß bei Spätheimkehrern
des Krieges Infarkte unter Bedingungen auftreten, die nicht durch
Befunde einer Koronarsklerose gedeckt sind. Ich selbst erinnere
mich aus meiner klinischen Tätigkeit im Kriege an Fälle, wo wir
Patienten an Infarkten ohne Koronarsklerose verloren haben. Auch
im Koreakrieg ist das beschrieben worden. Es gibt Fälle, die im

jugendlichen Alter einen offenbaren Infarkt erlitten, ohne daß eine koronare Sklerose zu finden war.

Bekanntlich hat BAROLDI auf die Diskrepanz eingehend hingewiesen. Bei aller Kritik scheint Irgendetwas an diesen Baroldischen Befunden daran zu sein. Worauf es mir weit mehr ankommt, ist zu zeigen, daß die Physiologie in den letzten Jahrzehnten eine große Zahl von Befunden und Theorien entwickelt hat, die uns weiterführen. Ich möchte zunächst vorwegschicken, daß für das, was ich heute abend entwickeln will, der Begriff des Stress mehr oder weniger gleichgültig ist. Ich halte es z.B. nicht für wesentlich, wie man den Stress definiert. Wir reden von einer Summe von Phänomenen, die sich ganz unabhängig von jeder nur denkbaren Theorie des Stress demonstrieren und analysieren lassen. Der Begriff des Stress ist primär deskriptiv gewesen und SELYE hat lange Zeit gebraucht, ihn aus dem des deskriptiven in das analytische Stadium zu überführen. Von den Kennzeichen des Stress, die SELYE ursprünglich postuliert hat, ist nur wenig übriggeblieben. Es ist kennzeichnend, daß Stressforscher in aller Welt sich jetzt damit begnügen, den Katecholaminspiegel teils im Blut, teils durch Ausscheidungsprodukte im Harn zu messen, und aus diesen Werten auf die Stressbelastung der Individuen zu schließen. Selbst wenn wir das nicht akzeptieren, selbst wenn wir noch die Nebennierenrindenhormone mit hinzunehmen, brauchen wir uns über die nachfolgende Theorie keinen Gedanken zu machen, denn die Physiologie ist durchaus nicht vom Begriff des Stress ausgegangen, sie hat vielmehr eine ganz andere in sich geschlossene Theorie vorgelegt. Alle Stressoren, die in der "Philosophie der koronaren Herzkrankheit" auftreten mögen, sind erstaunlich weich. Ganz gleich wie man sie benennt. Kein Stressor ist im übrigen die einzige Ursache eines Herzinfarktes. Wenn also Herrn HALHUBER's Patienten sich über den Stress ihres Lebens beschweren, der möglicherweise ihre Krankheit verursacht hat, so würde wahrscheinlich jeder der Patienten eine Fülle einzelner Stressoren demonstrieren können.

Wir wollen im Zusammenhang mit Stress uns die Notwendigkeiten einer Modelltheorie einer jeden Krankheitsentstehung vor Augen führen. Diese Modelltheorie ist im ersten Band des Handbuchs der

Sozialmedizin nachzulesen. Das, was zu einer Krankheit oder zu einem Phänomen Y führt, stammt aus einer Reihe von Faktoren, gleichzeitig aber auch einer Summe von Eigenschaften, welche die Risikopersönlichkeit konstituieren. Durch diese Summe der Faktoren allein ist das Phänomen "Krankheit" erklärbar. Wir dürfen uns also nicht wundern, daß wir Unstimmigkeiten in unserer Faktorentheorie vorfinden - eine solche Unstimmigkeit müßte ja sofort auftreten, wenn es uns gelungen wäre, von diesen n Faktoren, sagen wir 3, 4 oder 5 zu erfassen, aber die Zahl n in Wirklichkeit 8, 9, 10 oder sogar noch größer wäre. In der Tat ist nicht zu erwarten, daß wir heute schon alle Risikofaktoren kennen, die möglicherweise in diesem System eine Rolle spielen. Trotzdem kann eine geschlossene Theorie nur von einer Physiologie der Mechanismen ausgehen, die letzten Endes zum Infarkt führen. Schwierigkeiten in der Auseinandersetzung z.B. mit Soziologen, scheinen mir weithin Mißverständnisse zu sein.

Wenn ich von der Notwendigkeit spreche, eine physiologische Theorie der Krankheitsentwicklung zu geben, ohne die man die Krankheit nicht verstanden hat, dann meine ich natürlich eine Krankheit wie die koronare Herzkrankheit, d.h. etwas, daß sich definieren läßt durch einen klaren somatischen Befund, an dem man z.B. stirbt. Was ich jetzt in allgemeiner Form vortrage, würde z.B. nicht gültig sein, wenn man Krankheit etwa am Krankenstand messen würde, der ganz andere Determinanten aufweist, oder wenn man von psychiatrischen oder überhaupt psychischen Erkrankungen sprechen würde. Bei psychischen Erkrankungen ist nicht mehr die physiologische, sondern die psychologische Theorie das Fundament. Es gibt aber nur zwei Fundamentalmethoden, mit denen der Wissenschaftler menschliche Phänomene erklären kann, die physicochemische einerseits, die psychologische andererseits, wobei die Physiologie sich natürlich ausschließlich der physicochemischen Methoden bedient. Soviel zur Klarstellung, damit wir wissen, wovon wir sprechen. Die Theorie, die ich jetzt vortrage, kann also nur für somatische Erkrankungen, für die es letztlich immer einen Ausweis der physiologischen oder pathophysiologischen Mechanismen geben muß, gültig sein.

Ich sagte schon eingangs, daß die bisherige Theorie der Risikofaktoren im Grunde genommen in der Luft hängt. Sie postuliert
Risikofaktoren ohne zu sagen, wo diese herkommen, es sei denn,
daß man sie genetisch erklären kann. Eine solche genetische Erklärung ist aber ersichtlicherweise nicht möglich, jedenfalls
nicht als einzige Erklärung. Abb. 3 versucht einen Überblick
darüber zu geben, welche Erklärungsmöglichkeiten die Physiologie
anbietet. Wenn wir von psychosozialen Faktoren sprechen, muß es
sich um Einflüsse handeln, die aus der Außenwelt kommen, die also
etwas zu tun haben mit Meldungen, die uns über unsere Sinnesorgane
eingegeben und durch das zweite Signalsystem, um mit PAWLOW zu
sprechen, interpretiert werden als etwas, was uns Gefahr signali-
siert und Freude, Trauer, Depression, Resignation, Angst oder was
auch immer auslöst.

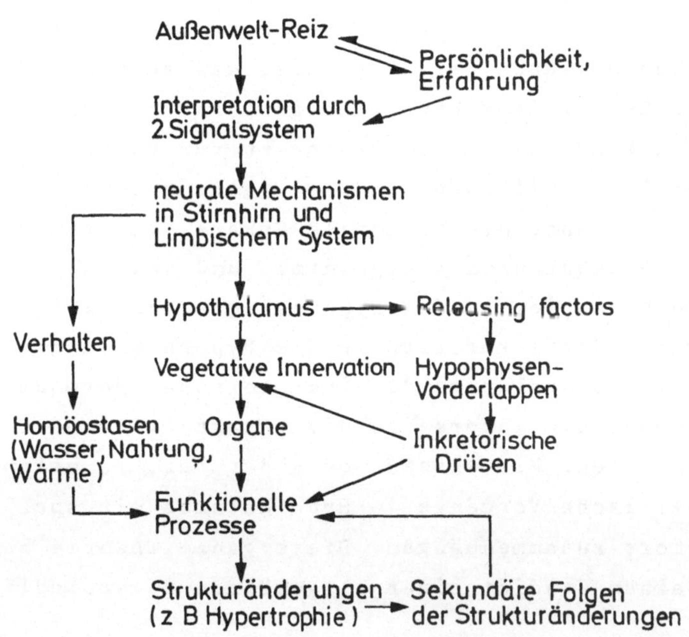

*Abb. 3. Schema der doppelten Wirkungswege zentraler emotionaler
Vorgänge auf die Organe, nervös und humoral. Der Weg über das
Verhalten ist links zusätzlich gezeichnet*

Dies ist eine Fülle von emotionalen Prozessen, die durch neurale Mechanismen im Stirnhirn und im limbischen System entstehen und an den Hypothalamus weitergeleitet werden. Natürlich ist diese Interpretation durch das zweite Signalsystem, durch die Persönlichkeit einerseits, durch die persönliche Erfahrung des Individuums andererseits bestimmt. Vom Hypothalamus aus beschreiten nun die physiologischen Mechanismen zwei grundsätzlich verschiedene Wege. Der eine Weg geht über die vegetative Innervation in die Organe und verändert deren funktionelle Prozesse. Für die Erörterung der koronaren Herzkrankheiten spielt eine wesentliche Rolle fast ausschließlich das sympathische Nervensystem. Ich will nicht ausschließen, daß der Parasympathicus, insbesondere also der Nervus vagus, auch seinen Teil bei der Genese koronarer Herzkrankheiten spielen mag. Wir wissen das nicht genau. Ich kenne jedenfalls keinen Prozeß, den ich dem Vagus zuschreiben könnte. Nur der Sympathikus ist sicher der Übeltäter. Es wäre aber durchaus denkbar, daß aus einer gut durchreflektierten klinischen Erfahrung heraus bewiesen werden könnte, daß auch der Vagus eine Bedeutung hat. Er spielt sicher eine gewisse Rolle bei Prozessen, die etwas mit der Rhythmik des Herzens zu tun haben. Außer den sympathischen neuralen Einflüssen auf die Organe gibt es nun den Weg vom Hypothalamus über die hormonale Sphäre. Im Hypothalamus werden chemische Substanzen freigesetzt, und zwar aufgrund des allgemeinen Erregungsspiegels des Hypothalamus, die wir "releasing factors" nennen, die ihrerseits in die Hypophyse hineingeschwemmt werden und im Vorderlappen die inkretotropen Hormone auslösen, also die Hormone, die ihrerseits die gesamte inkretorische Peripherie aktivieren. Wir wissen wenig darüber, in welchem Verhältnis etwa spezifische Vorgänge im Hypothalamus mit spezifischen releasing factors zusammenhängen. Diese ganze Theorie befindet sich noch in einem Stadium einer allgemeinen Unverbindlichkeit.

Es kann aber kein Zweifel daran bestehen, daß über den Hypothalamus die gesamte inkretorische Peripherie auf die tiefgreifendste Weise beeinflußt werden kann, wobei außerdem noch anzumerken ist, daß auch der Sympathikus direkt die inkretorischen Organe versorgt. So steht auch die Nebenniere unter dem Kommando der sympathischen Nerven, so daß wir also einen dreifachen Wirkungsfluß haben: vom

Hypothalamus aus direkt über die vegetative Innervation in die
Organe, über die releasing factors und die inkretorischen Drüsen
hormonell in die Organe, und schließlich aus dem vegetativen
Nervensystem über die inkretorischen Drüsen in die Organe. Das
Endergebnis ist eine Veränderung der funktionellen Prozesse, etwa
in Form einer Hypertrophie. Die sekundären Folgen der Hypertrophie, etwa Änderungen von Strukturen der Gefäße, würden zu einem
Widerstandshochdruck führen. Wir wissen durch neueste Untersuchungen, daß in der Tat derartige funktionelle Folgen der Hypertonie
zu einer Hypertrophie der Media führen, die auf kürzere Zeiten
nicht, auf längere wohl reparierbar sind, und die einen Widerstandshochdruck hervorrufen.

Abb. 4 macht den Versuch nachzuweisen, daß die Risikofaktoren
tatsächlich nicht in der Luft hängen, sondern daß man für jeden
Risikofaktor eine Ätiologie ersinnen kann. Ein Physiologe hat,
wenn er vor Klinikern spricht, harte Kritik zu gewärtigen. Ich
will dieser Kritik von vornherein eine Spitze abbrechen, in dem
ich erkläre: Ich bin zu jeder Revision des Details dieser Abbildung bereit. Ich halte es für möglich, daß 50% der Hypothesen
falsch sind. Aber eines ist sicher: Die bisherige Theorie ist
nicht richtiger gewesen als diese hier. Worauf es mir ankommt, ist
lediglich zu zeigen, welche Gedankenspiele man machen kann, um
die Risikofaktoren aus ihrem unmotivierten Dasein zu erlösen und
in ein System von Wirkungsflüssen einzuspannen, die von übergeordneten Systemen ausgelöst werden.

Zunächst der Infarkt. Hier sind wir alle ein wenig kurzschlüssig
gewesen, was die Infarktauslösung angeht. Wir wissen in der Tat
nicht ganz genau, was ein Infarkt ist. Das einzige, was wir sagen
können ist, daß es einen Endzustand gibt, den der pathologische
Anatom auf dem Sektionstisch feststellt. Wie es zu diesem Endzustand kommt, darüber können wir uns streiten. Ich mache den Vorschlag, diesen Streit auf einige Möglichkeiten zu erstrecken,
d.h., zuzugeben, daß die Arteriosklerose der Koronargefäße dabei
eine wesentliche Rolle spielt, denn sie verengt die koronare
Strombahn. Es kommt aber, wie immer, auch hier darauf an, in welchem Verhältnis oder Mißverhältnis das Blutangebot zum Blutbedarf

des Herzens steht. Ich erinnere an die geniale Definition von
HERMANN REIN, der bekanntlich von der Koronarinsuffizienz in dem
Sinne gesprochen hat, daß sich zwischen Angebot und Bedarf ein
Mißverhältnis entwickelt. Dieses Mißverhältnis kann nun ersicht-
licherweise nicht nur durch eine Verengung der Gefäße zustande
kommen, sondern auch durch eine Steigerung des Bedarfs.

Ich habe einige Lehrbücher der Inneren Medizin und der pathologischen Physiologie nachgelesen, um etwas über den Einfluß des
Sympathikus und seine Bedeutung für den Infarkt daraus zu erfahren. Sie sagen nichts darüber. Dabei hat aber schon GREMELS Ende
der 20iger und anfangs der 30iger Jahre in ausgezeichneten Arbeiten nachgewiesen, daß unter dem Einfluß von Katecholaminen und
Sympathikus der Herzstoffwechsel gewaltig steigt. Freilich bleibt
auch in der modernen amerikanischen Literatur dieser Punkt erstaunlich unklar. Trotzdem kann man aus diesen Arbeiten heraus-
lesen, daß unter Sympathikuseinfluß eine Steigerung des Herzstoff-
wechsels zustandekommt, so daß die Schere zwischen Blutangebot
und Blutbedarf bei der Infarktgenese mit Sicherheit auch diesen
Faktor "Herzstoffwechsel" hat, der zum Teil von der Nebennierenrinde, zum Teil vom Sympathikus, bzw. den Katecholaminen im Blut
abhängt. Die Katecholamine im Blute spielen übrigens nur eine
verhältnismäßig kleine Rolle. Es ist eine alte physiologische Erfahrung, daß der Katecholamin-Spiegel bei Tieren unter physiologischen Bedingungen am Kreislauf erstaunlich wenig bewirkt d.h.
die Dosierungen, die man in der physiopharmakologischen Forschung
anwendet, pflegen in allgemeinen unphysiologisch hoch zu sein.
Nun sind die Gefäße mit Muskulatur versehen, und hier entsteht
das Problem der "Vasokonstriktion". Im allgemeinen sind die
Physiologen dem Konzept einer nervösen Koronarverengung gegenüber
ablehnend. Sie können eine Vasokonstriktion unter Bedingungen,
die als Modell des menschlichen Infarktes in Frage kommen, nicht
sehen. Die Physiologie hat aber meist am narkotisierten Tier gearbeitet und es ist verständlich, daß narkotisierte Tiere Vaso-
konstriktionen ihrer Koronargefäße nicht aufweisen. Der Mensch ist
im allgemeinen nicht narkotisiert, wenn er einen Infarkt erleidet.
Die wenigen Physiologen, z.B. KIRCHHEIM in Heidelberg, die mit
nicht narkotisierten Tieren arbeiten, versichern, daß die Physio-

logie und Pharmakologie dieser Tiere toto coelo anders ist. Man kann z.B. bei einem wachen und unbeeinflußten Hund feststellen, daß eigentlich jedes Ereignis, das eine Hundeseele ein wenig erschüttern kann, zu einer fast vollkommenen Vasokonstriktion der Nierengefäße führt. Bei den Herzkoronargefäßen ist etwas Ähnliches leider nicht zu beobachten. Es gibt Untersuchungen an Affen, die zwar zeigen, daß, wenn die Affen sich ärgern, die Koronargefäße erweitert werden, aber es steht in der Literatur nichts über Verengungen. Nun sind Affen keine Menschen und niemand wird bezweifeln, daß eine Vasokonstriktion beim Menschen nur unter bestimmten Bedingungen möglich sein wird. Ich muß also diesen Faktor offen lassen. Ich meine aber, es besteht keinerlei Grund, von vornherein auf diesen Faktor zu verzichten, zumal er uns eine Reihe von Fragwürdigkeiten in der Theorie der Infarkterklärung beheben würde. Die Vasokonstriktion ist eine Sache des Sympathikus und der Katecholamine. Die Koronarsklerose hat etwas zu tun mit dem Blutdruck - ich erinnere an die Perfusionstheorie von DOERR, da der Blutdruck die skleroseerzeugenden Fettsubstanzen in die Gefäßwand hereindrückt. Sie hat etwas zu tun mit dem Stoffwechsel, der hier nicht aufgeführt ist, doch erinnere ich an die Arbeiten von BUDDECKE.

Die Koronarsklerose hat zu tun mit dem Blutfett; denn wenn kein Blutfett da ist, kann keines in das Gefäß hereingedrückt werden, so daß die statistische Wahrscheinlichkeit einer solchen Atheromatose mit der Konzentration der Blutfette wachsen sollte. Sie hat zu tun mit dem Blutzucker, denn die physiologische Chemie hat nachgewiesen, daß Zucker, der mit dem Lymphstrom in die Gefäße, durch den Blutdruck natürlich, eingepresst wird, in der Gefäßwand bereits durch Fermente zu Fett umgewandelt wird. Die Koronarsklerose hat mit hoher Blutgerinnung zu tun. Wenn wir also hören, daß die Blutgerinnung Steigerung in Streßsituationen erfährt, kann man sich vorstellen, daß hier ein Faktor ist, den vorgeordnete Risikofaktoren regierten. Der Blutdruck hat mit dem Sympathikus zu tun, und wir werden bei der Diskussion mit Herrn VON EIFF sehen, in welchem Ausmaß der Blutdruck eine Folge psychischer Vorgänge ist. Diese psychogene Blutdrucksteigerung, wenn sie immer wieder erfogt, ist im Stande, einen fixen Hochdruck zu erzeugen,

zumal die Aktivierung des Sympathikus in Emotionen nicht nur den
Blutdruck steigert, sondern auch eine Vasokonstriktion der Nierengefäße macht, und diese mit Sicherheit, aufgrund drastischer Ein-
schränkungen der Durchblutung, Renin-Angiotensin fresetzen müssen.
So kommt es zu einer tertiären Auslösung eines renalen Hochdrucks,
der primär eben kein renaler Hochdruck ist, sondern sekundär eine
Folge der Aktivierung des Sympathikus, auch damit sekundär eine
Angelegenheit dessen, der diesen Sympathikus aktiviert, der übergeordneten Zentren.

Alle dieser Vorgänge kann man aber auf etwas anderes zurückführen.
Die Blutfette auf Diätfehler, den Blutzucker auf mangelhafte
Bewegung und auf Diätfehler. Das Rauchen scheint die Blutgerinnung
zu aktivieren. Das Übergewicht selbst ist offenbar kein sonder-
licher Risikofaktor, sondern nur ein Risikoindikator für falsche
Diät.

Vielleicht kann ich hier ein Wort über eine Geistesverwirrung
einfügen, die offensichtlich zu grassieren beginnt. Man hat festgestellt, daß zwischen Hypertonie und Übergewicht eine enge Korrelation besteht. Man ist nun offenbar der Meinung, daß die
Hypertonieforschung sich vorwiegend mit dem Übergewicht zu beschäftigen habe. Ich würde lieber das Argument umdrehen und sagen,
die Übergewichtforschung sollte sich mit der Hypertonie beschäftigen. Da wir wissen, daß die Hypertonie etwas mit zentralnervösen Erregungsprozessen zu tun hat, wäre mit Händen zu greifen,
daß auch die Überernährung von solchen zentralnervösen Faktoren
kommt, eine Tatsache, die sattsam bekannt ist, und die BAHNER in
Heidelberg vor Jahrzehnten schon analysiert hat.

Ich möchte nicht leugnen, daß in diesem System genetische Faktoren
mitwirken, bei bestimmten Formen der Hypercholesterinämien. Ich
bewundere Herrn SCHETTLER und seine Mitarbeiter, welche diese
Faktoren analysiert haben. Auch diese Faktoren kommen aber nicht
grundlos in die Welt. Auf gar keinen Fall können genetische Faktoren so wirksam sein, daß sie nur über genetisch bestimmte Hypercholesterinämien, vielleicht sogar mit bestimmten Typen eine Erklärung für die Infarktgenese bieten, denn Gene ändern sich nicht

so rasch, als daß sie in 20 Jahren eine so enorme Zunahme der
Infarkte bewirken könnten. Bei dieser Problematik pflegt man die
übliche Kurzschlüssigkeit der Medizin zu wenig zu bedenken, daß
wir nämlich nur von akuten Prozessen ausgehen. Wir müssen uns aber
klarmachen, und in der modernen Stoffwechselforschung ist das
anerkannt, daß Entgleisungen des Stoffwechsels oder irgendwelcher
Bilanzen das Resultat eines Zweikampfes zwischen den genetischen
Faktoren des Menschen, seinen Verhaltensweisen und seinen exogenen
Determinanten sind. Wenn ein Mensch lebenslang zu viel Fett ißt,
bleibt das nicht gleichgültig. Nur kennen wir zu wenig von den
Bilanzen des Fettstoffwechsels in ihrer Abhängigkeit von langdauernden Ernährungsfehlhaltungen. Wir mögen aber das, was ich
meine, an einer Geschichte erläutern, die theoretisch auf derselben Ebene liegt.

KUNSTMANN hat im Jahre 1933 in Heidelberg den Versuch gemacht,
Bilanzen seiner Harnausscheidung dadurch zu untersuchen, daß er
wochenlang jeden Tag mehrere Liter dünnen Tee trank. Nachdem seine
Untersuchung abgeschlossen war, beschloß er, das Trinken einzu-
stellen. Er entdeckte, daß das nicht möglich war. Er hatte Durst,
den er als einen Diabetes insipidus diagnostizieren konnte. Durch
eine langdauernde Überzufuhr von Wasser verändern sich die hor-
monalen Gleichgewichte im Hypophysenstil. Was hier dem Diabetes
insipidus recht ist, sollte dem Fettstoffwechsel billig sein, d.h.
langdauernde Überfütterung mit Fett bewirkt, daß unser Stoffwech-
selgleichgewicht Wege beschreitet, die von genetischen Eigenschaften mit determiniert, doch letztes Endes das Resultat einer Um-
weltbeeinflussung sind. Ätiologisch wirkt die Diät, die auf Verhalten zurückzuführen ist. Nun fragt sich, woher denn das Verhalten der Menschen komme, z.B. das Rauchen? Ist nicht die Gesellschaft schuld, daß wir zu Rauchern werden? Ich würde dem zustimmen, wenn man sich darüber einigt, was die Gesellschaft ist.
Natürlich sind es Sitten und Gebräuche, Vorbilder, fehlende Er-
ziehungsmuster, die im jungen Menschen das Verhalten des Rauchers
erzeugen. Vielleicht haben Sie selber bemerkt, daß sich das Verhalten der Raucher in den letzten Jahren vollständig verändert
hat. Die Jugend war nicht sehr anfällig gegen Nikotin. Das ist
plötzlich anders. Der Jugendliche raucht Zigaretten, und zwar auf

der Straße, an allen Plätzen, wo er beachtet wird. Die Zigarette
ist ein Statussymbol geworden. Dieses Verhalten ist offensichtlich
das Resultat einer gesellschaftlichen Umwelt, mit der sich die
Persönlichkeit auseinandergesetzt hat, wobei Gene auch eine Rolle
gespielt haben. Der soziale Wandel, die Mobilität, die soziale
Schichtung, Beruf, auch das Sozialprestige, insbesondere Sorgen
spielen eine Rolle. Diese Dinge ändern nicht nur das Verhalten,
sondern auch die emotionale Situation des Individuums. Unzufrie-
denheit, Angst, Aggression und Sorgen sind Faktoren, von denen
wir, inbesondere dank der Stockholmer Untersuchungen, wissen, in
welchem Umfang sie Stress erzeugen, nachweisbar an der Ausschüttung der Katecholamine.
Abschließend möchte ich sagen, daß durch die Hypothese einer
Hierarchie der Risikofaktoren, die alle in einer rangmäßigen Abhängigkeit voneinander stehen, die Klärung vieler Diskrepanzen
möglich wird, die vorher nicht möglich gewesen war. Freilich verlieren wir uns in der Verfolgung der Ätiologien dieser Faktoren
immer mehr in die Gefilde gesellschaftlicher Strukturen, die zwar
reell sind, die aber, und das ist der Nachteil für den Epidemiologen und den Kliniker, schlecht standardisierbar und meßbar sind,
so daß begreiflich wäre, wenn naturwissenschaftlich geschulte
Mediziner uns den Vorwurf machen, daß wir Metaphysik betreiben.
Dennoch ist das keine Metaphysik, denn die Einflüsse solcher
Faktoren wie Sozialprestige, soziale Schicht, Mobilität, sozialer
Wandel und Beruf sind gemessen worden. Wir wissen, daß in groß-
angelegten Epidemiologien, etwa einigen Dutzend, diese Einflüsse
sich haben herauskristallisieren lassen. Durch sozialen Wandel,
den ein Individuum hat durchmachen müssen, Migrationen, Mobilität,
entsteht eine erhöhte Gefährdung an Herzinfarkt. Dieses Schrifttum
ist umfangreich. Es wird uns bald vorgelegt werden. Es kann keine
Rede davon sein, daß unser Schema spekulativ ist. Es ist vielmehr
aus der Notwendigkeit entwickelt worden, für alle Phänomene
Ursachen zu entdecken und die Ursachen selber wieder auf ihnen
vorgeschaltete Ursachen zurückzuführen. Wir müssen also dasjenige
betreiben, was der alte Physiologe VERWORN den "Konditionalismus"
genannt hat. Alles hat seine Bedingungen. Der Weisheit letzter
Schluß muß sein, daß der Infarkt nicht zuletzt durch solche
psychosozialen Stressfaktoren hervorgerufen sein kann. Ungewiß

bleibt nur die quantitative Abgrenzung dieser Faktoren. Es ist nur
sicher, daß alle die Escapers und die Paradoxen, von denen ich
anfangs berichtet habe, im Augenblick nur durch eine Hypothese
erklärbar sind, die Stressfaktoren berücksichtigt. Das stimmt insbesondere angesichts der modernen Theorie des Occupational Stress,
wie sie von McLEAN und Mitarbeitern herausgearbeitet worden ist.
In der Berufswelt sind Faktoren wirksam, die wir bis in die Details angeben können: Rollenkonflikte, das, was die Amerikaner
schwer übersetzbar "Ambiguity" nennen, die Unangepaßheit der

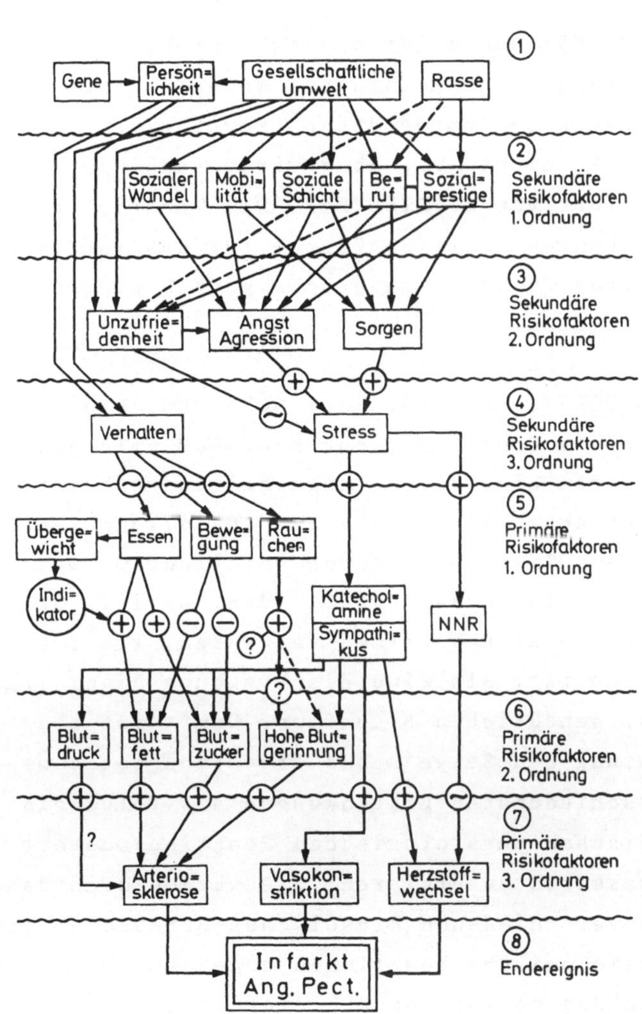

Abb. 4

Ausbildung des Menschen an die Leistung, die er zu erbringen hat, das Scoping, d.h. die Art und Weise, wie ein Mensch mit seiner sozialen Umwelt fertig wird. Das sind Faktoren des Occupational Stress, die heute im Vordergrund stehen. Und wenn also in der ideologischen Argumentation gesagt wird, die Arbeit an sich mache krank, so kann man das zwar mit einigem Recht als unsinnig abtun. Daß aber dahinter ein Anliegen steht, daß nämlich innerhalb der Arbeitswelt Faktoren auftreten, die wir analysieren können und die einen pathogenetischen Wert besitzen, das können wir nicht mehr bezweifeln.

HALHUBER: Danke für dieses Einführungsreferat, das genau den Vorstellung eines Moderators sowohl zur Einführung in die Problematik als auch zur notwendigen Provokation entspricht. Wir kommen ohne Theorie nicht aus, aber wir müssen sie dauernd in Frage stellen. Das Wort von A. EINSTEIN "Die Theorie bestimmt, was wir beobachten können" gilt natürlich für das ideologiegefährdete Thema unseres Werkstattgesprächs ganz besonders. This paper is open to discussion:

VON HOLST: Was Sie, Herr SCHAEFER, hier ausgeführt haben, ist für mich als Zoologen nicht neu. Daß alle hier aufgeführten Risikofaktoren eine Folge langanhaltender belastender Situationen sind, nicht aber die Ursache der schädlichen Auswirkungen, das kennen wir aus Tierexperimenten seit langem. Was mich jedoch verwundert, ist die Tatsache, daß Sie den Begriff "Stress" entweder vermeiden oder ihn so unbestimmt verwenden, wie das in der Alltagssprache üblich ist: als eine Beschreibung einer irgendwie unangenehmen bzw. schädlichen Situation. Damit ist aber die ursprüngliche Bedeutung des Selye'schen Stresskonzeptes weggefallen - nämlich die verschiedensten Erkrankungen als Folge ein und desselben unspezifischen physiologischen Reaktionsmusters auf die verschiedensten Stressoren zu erklären. Sie würden doch dann wahrscheinlich für die verschiedenen klassischen Stressoren jeweils unterschiedliche physiologische Reaktionen annehmen. Oder sehe ich das falsch? Wenn das so ist, dann bleibt meiner Meinung nach von den ursprünglichen Stresskonzept nichts mehr übrig.

Eine Bemerkung möchte ich noch zu Ihrem Schema machen. Mich
wundert, daß Sie zwischen Verhalten und Stressreaktionen keinerlei Wechselbeziehung eingezeichnet haben, denn sicherlich verändert ein schädigender Umweltreiz sowohl das Verhalten eines
Individuums als auch seinen physiologischen Zustand und diese
Reaktionen im Verhalten und im physiologischen Zustand beeinflussen sich dann ebenfalls gegenseitig.

SCHAEFER: Es fehlen noch viele Pfeile in diesem Schema. Damit
man es lesen kann, ist alles weggelassen, was zur Deutung der
Hierarchie entbehrlich schien. Natürlich gibt es Wechselwirkungen.
Die Zoologie war für mich ein Wegweiser zu diesem Schema. Daß
ich das Stresskonzept entwerte, scheint nur so. Ich möchte mich
nur nicht über den Begriff "Stress" mit Leuten, die ihn verschieden verwenden, streiten. Das Konzept kann man zwar mit
dem Begriff Stress aufbauen, man muß aber im einzelnen genau
angeben, was dabei gemeint ist.

KONZETT: Wie lange hat der Diabetes insipidus bei dem Kollegen
angehalten?

SCHÄFER: Einige Tage.

KONZETT: In Ihrem Schema hat mich überrascht, daß Sie das Vasopressin gar nicht erwähnt haben. Es ist ein Hormon, das z.B.
bei emotionell belastenden Situationen freigesetzt wird, bei
denen es gleichzeitig auch zu einer Adrenalinausscheidung aus
dem Nebennierenmark kommt. Das Vasopressin verengert die Koronargefäße. Die Bestimmung des Vasopressins im Harn und im Plasma
ist aber viel schwieriger als diejenige der Katecholamine. Die
Popularität der Katecholamine hängt wohl zum Teil auch damit
zusammen, daß diese Stoffe im Harn leicht nachweisbar sind; der
Nachweis im Plasma ist aber schon viel schwieriger. Ich möchte
meinen, daß Vasopressin in Ihr Schema eingebaut werden sollte.
Es gibt übrigens experimentelle Hinweise, daß bei Hunden verschiedene Typen hinsichtlich der Vasopressinausscheidung in
Stress-Situationen vorkommen. Eine Vasopressin-Ausscheidung erfolgt nämlich nicht bei allen Hunden unter Stress-Bedingungen.

SCHAEFER: Ohne Frage. Es fehlt noch mehr darin, z.B. die ganze Nierenphysiologie. Dieses Schema ist einseitig ausgerichtet auf den neuronalen Prozeß.

VESTER: Ich möchte noch einmal zu dem zurückkommen, was Herr VON HOLST eben sagte, und was mich auch als Molekularbiologen grundsätzlich an Ihrem Begriff Hierarchie etwas stört. Denn er ist hier wohl eher als Weisungs-Hierarchie gedacht und nicht als Feedback-Hierarchie. Ich bin natürlich, von der Molekular- biologie kommend eher gewohnt, in Regelkreisen zu denken und eine biologische Hierarchie nicht als Weisungs-Hierarchie, nicht als Folge von Konditionen zu sehen, sondern als ein System von Rückkopplungen, als ein Feedback. Ist es daher nicht vielleicht doch gefährlich, wenn man nicht von Anfang an, wenigstens mit einem einzigen Pfeil auf Ihrem Schema andeutet, daß die einzel- nen Stufen in einer Regulation stehen, wie sie eben Herr VON HOLST angedeutet hat. Auch in anderer Beziehung, nämlich für mögliche Abhilfen, scheint es mir wichtig, die letzte Wirkung wieder mit der ersten Ursache zu verbinden, so daß der Einstieg in das Geschehen und seine Änderung auf jeder Stufe möglich ist. Sonst kommt man nachher wieder auf eine der ganz simplen Ursachen- Wirkungsketten, die uns schon so viel Ärger in der Medizin ge- macht haben. Wären Sie nicht auch der Meinung, daß man das mög- lichst frühzeitig miteinbauen sollte, ehe das Schema so umfang- reich wird, daß man sagt: wenn jetzt noch das Feedback hinzu- kommt, dann wird es zu unübersichtlich.

SCHAEFER: Ich bin nicht der Meinung, Herr VESTER. Sie wissen, ich war ein lebhafter Verfechter der Regelkreisbetrachtung. Es ist aber deutlich geworden, daß Regelkreise nicht annähernd die Rolle spielen, die man ihnen zugeschrieben hatte. Wenn Sie das Wort Steuerungshierarchie nehmen, ist es genau das, was ich meine denn die Vorgänge, die wir hier vor uns sehen, sind in der Regel nicht geregelt, sondern gesteuert mit einem erstaunlich geringen Feedback. Außerdem bestehen, so wie Sie sagen, Rückflüsse, Wirk- ungsflüsse, welche man Rückkopplungen nennen kann. Aber ich glaube, wir sollten sie nicht Regelungen nennen. Der Begriff der Regelung setzt unter allen Umständen die Konstanthaltung einer Meßgröße unter Messung ihrer Abweichung voraus.

<u>VESTER</u>: Sie meinen das negative Feedback.

<u>SCHAEFER</u>: Feedback-Faktoren sind in dem Schema mit Absicht weggelassen, der Übersichtlichkeit wegen. Man kann nicht mehr alles in ein einziges Schema packen. Wir wissen überdies von vielen Feedbacks nichts über Details der Wirkungsflüsse und über ihre Intensität.

<u>VON EIFF</u>: Es besteht hier eine echte Hierarchie. Bei den Regelkreisen dominieren immer die höher gelegenen Zentren, so daß ein Regelkreis unterbrochen werden kann. Man kann dies sehr schön beim Karotissinusreflex studieren. In dem Augenblick, in dem höher gelegene Zentren durch Stress aktiviert werden, dominieren die höher gelegenen Zentren über einen solchen Regelmechanismus. Ich habe, ohne dieses Konzept von Herr SCHAEFER zu kennen, vor kurzem einen Vortrag gehalten, in dem ich nur eine andere Nomenklatur benutzt habe und von sekundären, primären, direkten und indirekten Risikofaktoren gesprochen habe.

<u>SCHAEFER</u>: Darf ich hierzu noch etwas ergänzen? Die Tatsache, daß in der Emotion der Blutdruck ansteigt bei gleichzeitig ansteigender Herzfrequenz ist nur verständlich, wenn alle Regelungen und sogar alle Rückkopplungen dabei ausgeschaltet werden. Herr BAUST hat schon vor Jahren in unserem Institut nachgewiesen, daß nach einem Schnitt zwischen Pons und Medulla oblongata die Regelreflexe vollkommen anders ablaufen. Die Rückkopplungen werden gerade unter den Bedingungen, mit denen wir es hier zu tun haben, weitgehend außer Kraft gesetzt. Das heißt nicht, daß sie nicht längerfristig da sind, insbesondere dann, wenn es sich um kulturelle Interaktionen handelt.

<u>VESTER</u>: Ich bin sehr froh, daß Sie gerade dieses Beispiel gegeben haben, denn das klärt jetzt etwas das vorige Mißverständnis. Mit Feedback meine ich zunächst mal generell jede Rückkopplung, die sowohl ein negatives Feedback sein kann, als auch das, was wir hier häufig haben, nämlich positives Feedback, also eine Störung, ein Aufschaukeln. Ich möchte einfach nur sagen, wir haben es mit gestörten Regelkreisen zu tun, und das dürfen wir

um Gottes willen nicht vergessen. Denn es sind vor allem die
Regelkreise, die uns die Möglichkeit einer Prophylaxe geben.
Neue Denk-Möglichkeiten, wie wir diesen oder jenen Störfaktor
ausschalten können. Störfaktoren, die ja die an für sich durch
negative Rückkopplungen im Gleichgewicht gehaltenen Regelkreise
aus dem Gleichgewicht bringen. Wenn wir das nicht tun, dann nehmen wir die vermeintliche Tatsache, daß wir eine Weisungs-Hierarchie haben, als eine conditio sine qua non, an der nichts zu
machen ist. Doch diese Weisungs-Hierarchie ist ja ursprünglich
gar nicht vorhanden. Sie ist eine unnatürliche, eine gestörte,
und das wollte ich eigentlich damit behaupten.

SCHAEFER: Was die Weisungs-Hierarchie anbelangt: Daß bei ihr
nichts zu machen ist, halte ich nicht für richtig. Da jeder
dieser Blocks eine Weisung nach unten gibt, aber selber solche
von oben empfängt, kann man überall eingreifen. Im Gegenteil,
ich halte das Schema für prophylaktisch sehr fruchtbar, weil
man sieht, wo man eingreifen muß. Nur sind die Eingriffsmöglich-
keiten in dem Schema nicht dargestellt.

HALHUBER: Ich habe eine Verständnisfrage: Warum nennen Sie die
doch "primären" Risikofaktoren sekundäre und nicht umgekehrt?

SCHAEFER: Das ist die Folge des Kausaldenkens der Physiologen.
Primäre Faktoren sind diejenigen, die man als erste vom Wirkungs-
ort her erfaßt. Wir gehen also von der Feststellung des Schadens
der Erkrankung aus. Bei den "Ordnungen" innerhalb einer Klasse
von Risikofaktoren, ist es umgekehrt: Die tertiären Risikofaktoren erster Ordnung sind also die, welche dem Gefäßschaden am
fernsten stehen, aber in ihrer (tertiären) Klasse zuerst auftreten. Innerhalb der tertiären Klasse sind dann die Faktoren
2. Ordnung die Folge derjenigen 1. Ordnung.

VON EIFF: Vielleicht kann ich noch einen Kommentar geben zu der
Frage Fettsucht und Hypertonie. Man muß hier zwei Dinge unterscheiden. Zunächst gibt es einen methodischen Meßfehler, der
darin besteht, daß Menschen, die übergewichtig sind und einen
Oberarmumfang über 28 cm haben unter Umständen keine reellen

Blutdruckwerte erkennen lassen. Alle Umrechnungsformeln sind
falsch. Wir wissen heute nur, daß die Meßwerte nicht richtig
sind, wenn der Oberarmumfang mehr als 28 cm beträgt. Möglicherweise wird also bei einer Fettsucht eine Hypertonie vorgetäuscht.
In der Praxis kann man sich dann nur so helfen, daß man danach
fahndet, ob sekundäre Phänomene der Hypertonie vorhanden sind,
insbesondere Augenhintergrundsveränderungen. Das zweite, das
Herr SCHAEFER wohl in seinem Vortrag gemeint hat, ist die enge
Verwandtschaft dieser beiden Erkrankungen, die sich möglicherweise auch anatomisch aus dem Phänomen ergibt, daß der nucleus
ventromentalis im Hypothalamus sowohl Sättigungszentrum ist wie
Zentrum für Aggression und Sexualtrieb, daß bei Ausschaltung
des nucleus ventromentalis Fettsucht und aggressives Verhalten
mit entsprechenden Blutdrucksteigerungen entsteht.

<u>KONZETT</u>: Darf ich noch auf etwas aufmerksam machen, zu dem die
Zoologen Stellung nehmen könnten. Die zeitliche Dauer von Stress-
Situationen ist für Tiere in der freien Wildbahn wahrscheinlich
meistens kürzer als für die Species Mensch im heutigen Leben.
In der freien Wildbahn klingt z.B. die stress-bedingte Katechol-
aminausscheidung (und wohl auch die Vasopressinausscheidung)
bei einem Angriff durch die Flucht oder den Sieg des einen Tieres
wahrscheinlich schnell ab. Der psychosoziale Stress beim Menschen
aber besteht wahrscheinlich in einer langdauernden und immer
wieder auftretenden Belastung mit entsprechender langdauernder
Katecholamin- und Vasopressin-Ausscheidung, Aktivitätssteigerung
der Nebenniere, des Hypothalamus, des Limbischen Systems und
ist deshalb wohl einer der wichtigsten Faktoren für die Entstehung
der Hypertonie und des Herzinfarktes. Im Experiment hingegen,
z.B. bei zumutbaren Belastungen wie Kopfrechnen und ähnlichen
Testaufgaben, kommt es nur zu einer kurzdauernden Reaktion im
hormonellen und vegetativen System, also etwa zu einer Adrenalin-
Freisetzung, einer Mehrdurchblutung der Muskulatur, zur Zunahme
von Schlag- und Minutenvolumen, Blutdruckanstieg und Tachykardie.
Kommt es aber etwa wiederholt zu einer längeren Kreislaufum-
stellung bei längerdauerndem Stress, so ist wahrscheinlich diese
lange Dauer der hormonellen und vegetativen Umstellung bei einer
gewissen Reaktionsbereitschaft das Krankmachende.

<u>VON HOLST</u>: Darf ich hierzu etwas weiter ausholen, um zu zeigen, warum sich Zoologen überhaupt mit der Stressproblematik beschäftigen?

Bereits DARWIN war es bekannt, daß jede Tierart in der Lage ist, unverhältnismäßig mehr Nachkommen zu produzieren, als zum Aufbau einer gleichgroßen Folgegeneration benötigt werden. So kann zum Beispiel ein Wühlmauspaar in einem Jahr mehr als 2500 Nachkommen produzieren. Es ist klar, daß eine derartige Vermehrungsrate auf die Dauer unmöglich ist, da die Tiere früher oder später ihren Lebensraum derartig zerstört hätten, daß sie dann unter Umständen alle sterben würden. Dies ist jedoch nicht der Fall, vielmehr stellt sich die Individuendichte nahezu sämtlicher Tierarten über Generationen hin mehr oder minder konstant auf ein Niveau ein, das - ohne die Nahrungsreserven zu erschöpfen - auf die Dauer aufrecht erhalten werden kann. Als Ursache dieser Populationskonstanz wurden die verschiedensten Faktoren diskutiert wie klimatische Einflüsse, Nahrungsmangel, Feinde oder Seuchen. Ohne Zweifel können alle diese Faktoren Populationen dezimieren und unter Umständen sogar vorübergehend auf ein bestimmtes Niveau einstellen. Doch als Ursache der Populationskonstanz von Säugetiere kommen sie nicht in Betracht, da sich alle bisher untersuchten Arten im Labor und in der Natur auch dann nicht ungehemmt vermehren, wenn diese hemmenden Einflüsse fehlen. Daraus schließt man: Säugetiere haben die Fähigkeit zur Selbstregulation ihrer Populationsdichte. Als Mechanismus dieser Selbstregulation postulierte der Amerikaner CHRISTIAN 1950 endokrine Stressreaktionen. Zunehmende Individuendichte soll nach seinem Konzept zu qualitativen und quantitativen Veränderungen im Verhalten der Tiere zueinander führen, die für die Individuen eine Belastung (einen "sozialen Stressor") darstellen. Hieran sollen sich die Individuen mit Veränderungen ihres physiologischen Zustandes anpassen. Als Folge dieser physiologischen Veränderung (bzw. als Folge des sozialen Stress') soll die Vitalität und Fertilität der Individuen mit zunehmender Bevökerungsdichte immer mehr abnehmen, was der Bevölkerungszunahme entgegenwirken würde.

Dieses Konzept einer Selbstregulation von Säugetierpopulationen durch sozialen Stress wird inzwischen durch eine große Anzahl von Feld- und Laboruntersuchungen gestützt: Ganz allgemein findet man mit zunehmender Individuendichte einen Anstieg der Nebennierenrindenaktivität; parallel dazu werden die Tiere anfälliger gegen Erkrankungen und Parasiten, zeigen abartiges Sexual-, erhöhtes Aggressions- und gestörtes Mutterverhalten, ihre Fertilität nimmt ab. Extrem starke und langanhaltende soziale Belastungen können sogar zu einem Versagen der Anpassungskapazität und damit zum Tod der Tiere führen, wie es zum Beispiel bei den Populationszusammenbrüchen von Wühlmäusen regelmäßig alle 3 - 4 Jahre zu beobachten ist. Gleichzeitig entwickeln Säugetiere (von der Maus bis zum Affen) mit zunehmender Individuendichte bzw. mit Ansteigen einer chronischen sozialen Belastung immer stärkeren Bluthochdruck, Arteriosklerose, Herz- und Nierenschäden und sterben zum Teil an den Folgen dieser pathophysiologischen Veränderungen. Das heißt: Sozialer Stress kann bei Säugetieren alle die Erkrankungen hervorrufen, die die Humanmedizin als typische "Zivilisationserkrankungen" kennt.

Ich möchte hier jedoch besonders hervorheben: So schädlich auch diese Folgen längerer sozialer Belastung für das Individuum sind, für das Überleben der gesamten Population sind sie positiv, da sie im allgemeinen die ungehemmte Vermehrung einer Art mit seinen negativen Konsequenzen für alle Individuen verhindern.

Hier kann man nun den Einwand machen, daß es beim Menschen nicht so ist, da er ja keine Beeinträchtigung der Vermehrung bzw. keine Ansätze einer Selbstregulation der Dichte erkennen läßt. Das ist aber nicht richtig. Bei Säugetieren erreicht der soziale Stress unter natürlichen Bedingungen nur selten derartiges Ausmaß, daß die erwachsenen Tiere keine Nachkommen mehr bekommen. Die Bevölkerungsregulation geht vielmehr fast stets auf Kosten der bereits geborenen Jungen: Diese werden von den Eltern oder anderen Artgenossen nach der Geburt getötet, sie erhalten von ihren Müttern zu wenig oder keine Milch und verhungern deshalb oder sie erfrieren als Folge ungenügender elterlicher Fürsorge (schlechter Nestbau, kein Wärmen der Jungen durch die Eltern etc.). Die

Bevölkerungsregulation setzt daher bei Säugetieren meist schon zu einem Zeitpunkt ein, zu dem die überlebenden Individuen noch nicht übermäßig gestresst bzw. übermäßig geschädigt sind.

Alle diese Erscheinungen (wie ungenügende Milchproduktion, gestörtes Mutterverhalten etc.), die bei einem Säugetier stets den Tod des Jungen bedeuten, sind auch vom Menschen bekannt, ohne daß sie sich negativ auswirken, da wir künstliche Kindernahrung haben, da wir strenge Gesetze zum "Schutz der Neugeborenen" haben, da wir Sozialämter etc. haben. Wir können daher ohne Zweifel unter sehr viel höheren Belastungen als andere Säugetiere leben, ohne daß unsere Vermehrung beeinträchtigt wird; aber unser Gesundheitszustand ist offensichtlich beeinträchtigt.

Nun aber endlich zu Ihrer Frage: Es gibt die von Ihnen vermutete Freiheit in der Natur nicht - gleichgültig ob sie Tiere betrachten, die in eng begrenzten Revieren oder gemeinsam in Gruppen mit hierarchischen Strukturen leben. Jedes Revier zum Beispiel muß ständig kontrolliert und gegen Nachbarn verteidigt werden. Dazu kommen ständige Begegnungen mit jüngeren Tieren, die von den Eltern aus ihrem Revier vertrieben wurden und sich nun selber ein Revier suchen. Durch diese Auswanderung kann zwar unter Umständen ein Teil der Jungtiere ein noch nicht von Artgenossen bewohntes Gebiet finden (und damit überleben und zugleich die Verbreitung der Art fördern), doch sind derartige unbesiedelte Gebiete in der Natur äußerst selten. Im allgemeinen führt daher Auswanderung zum Tod - sei es aufgrund fehlender Nahrung oder ständiger Kämpfe mit Revierbesitzern, sei es deshalb, weil die Tiere in einem unbekannten Gebiet leichter Beute von Feinden werden.

Insgesamt sind daher alle Tiere in einem Gebiet immer wieder Konfrontationen ausgesetzt. Ich arbeite zum Beispiel mit Tupajas, die territorial leben. Bei diesen finde ich in größeren Gehegen im Labor täglich einige 100 Konfrontationen und echte Kämpfe mit Nachbarn; dasselbe habe ich auch in der Natur beobachtet. Dasselbe gilt aber auch für Tiere, die in Gruppen mit hierarchischen Strukturen leben. Am besten geht es dem Boss, der den

Unterlegenen nur immer wieder seine Dominanz beweisen muß; doch
je weiter sie in der Hierarchie nach unten kommen, um so stärker
sind die Tiere durch die ständigen Auseinandersetzungen mit höheren Tieren belastet - desto stärker sind auch die physiologischen Auswirkungen dieser chronischen Stress-Situation. Auch
wenn ich es hier nur sehr vereinfacht dargestellt habe, Ihr Einwand ist nicht zutreffend: Auch Tiere in der Natur sind immer
wieder aktivierenden sozialen Konfrontationen ausgesetzt, denen
sie auch nicht aus dem Weg gehen können, da jede Sozialstruktur
überhaupt nur durch solche ständigen Konfrontationen aufgestellt
und aufrecht erhalten werden kann.

Entschuldigen Sie bitte, daß ich hier so weit ausgeholt habe. Ich
hielt dies jedoch für notwendig, damit sie sehen können, warum
sich Zoologen mit derartigen Fragen beschäftigen.

LEVI: Was Sie gesagt haben, Herr VON HOLST, war kolossal interessant. Ich glaube, wir haben alle sehr viel von Ihnen zu lernen,
und ich möchte Sie bitten, nicht weniger, sondern mehr darüber
zu erzählen. Wir sprechen von domestizierten Menschen; wie ist
es aber mit domestizierten Tieren? Man hat mir aus veterinärmedizinischer Seite erzählt, daß es ziemlich oft vorkommt, daß
Tiere auf dem Weg zur Schlachtbank sterben. Wenn man sie dann
seziert, findet man nichts. Haben Sie darüber Erfahrungen?

VON HOLST: Ja, ich kenne das Problem besonders von Schweinen.
Man züchtet heute ja wieder möglichst magere Schweine. Diese
erhält man offensichtlich nur dadurch, daß man auf größere Leb-
haftigkeit, höhere Reaktivität bzw. "Emotionalität" selektiert.
Diese lebhafteren Tiere sprechen aber auch stärker auf die Belastung beim Transport an und sterben teilweise daran. Zum Teil
behandelt man heute deshalb Tiere vor dem Transport mit Tranquilizern, doch der Erfolg ist nicht besonders. Dasselbe Problem
hat man jedoch auch mit anderen Tierarten wie zum Beispiel Rindern; besonders da, auch wenn die Tiere nicht auf dem Transport
sterben, sich die Qualität des Fleisches durch die Stoffwechsel-
produkte stark verschlechtert.

Noch eine allgemeine Bemerkung: Grundsätzlich unterschieden sich domestizierte Tiere nicht von Wildtieren in ihrer Reaktion auf belastende Stimuli. Zwar ist eine Laborratte zum Beispiel im Vergleich zu einer Wildratte sehr viel weniger reaktiv, das heißt man braucht einen sehr viel stärkeren belastenden Reiz um eine bestimmte physiologische Reaktion zu bekommen, doch wenn sie reagiert, dann ist das Reaktionsmuster zwischen domestizierter und wilder Form qualitativ weitgehend gleich. Dieses typische Reaktionsmuster, diese "flight or fight response" oder wie man es sonst bezeichnen will, die kann man offensichtlich nicht durch Selektion verändern; sie ist dementsprechend wohl auch bei uns nicht wesentlich anders als bei unseren Vorfahren vor einigen Millionen Jahren.

LEVI: Was da bei den schlanken Schweinen passiert, hat man das physiologisch oder pathophysiologisch erklären können?

VON HOLST: Meistens sterben sie an Herzschlag; zum Teil hat man aber auch bei Schweinen und besonders bei Rindern hohe Harnstoffwerte im Blut gefunden, die auf eine Nierenschädigung bzw. Drosselung der Nierendurchblutung deuten. Aber insgesamt ist diese Problem bisher nur sehr wenig von veterinärmedizinischer Seite untersucht worden.

LEVI: ... Das ist ja ein außerordentlich interessantes, natürliches Experiment.

VON HOLST: Ja. "Natürlich" würde ich es allerdings nicht bezeichnen.

SCHAEFER: Darf ich dazu etwas sagen? Stressfaktoren und ihre Wirkungen auf das Tier gehen z.B. so weit, daß man die Spontanrate an Karzinom bei Mäusen heruntersetzen kann, indem man die Mäuse besonders nett behandelt. Nun ist die Begünstigung des Karzinoms durch Stress ein - meiner Meinung nach - naturwissenschaftlich exakt bewiesenes Phänomen. Es gibt hierzu zwei große Konferenzen der New Yorker Akademie der Wissenschaften, 1966 und 1969, die das im einzelnen belegen. Ich glaube auch, daß wir als

Physiologen eine gute Theorie dieser Phänomene haben. Was ich
sagen wollte ist aber dieses, daß durch alle derartige Beobachtungen am Tier eine unverdächtige Philosophie der psychophysischen
Mechanismen möglich geworden ist. Untersuchungen, wie sie die
Epidemiologie jetzt vorweist, geben zum erstenmal eine präzise,
naturwissenschaftlich exakte Theorie der sogenannten psychosomatischen Medizin. Dies sind nicht etwa sogenannte Physiologismen,
denn ich bezweifle ja nicht, daß die Physiologie uns bei allen
Fragen der psychotischen Phänomene im Stich läßt. Kein Physiologe
wird also bezweifeln, daß es noch etwas außer der Physiologie
gibt. Die psychosomatische Medizin sollte uns aber dankbar sein,
daß wir ihr ein Bein auf die Erde gestellt haben. Sie schwebte
bislang mit beiden Beinen in der Luft.

Erst jetzt läßt sich gegen die Widerstände der klassischen,
naturwissenschaftlichen trainierten Kliniker mit Sicherheit sagen,
daß die psychosomatische Medizin nicht mehr bezweifelt werden
kann in der Richtigkeit ihrer Aussagen.

VON EIFF: Herr VON HOLST, Sie haben in Ihren schönen Untersuchungen
an Tupajas gezeigt, daß es nicht gleichgültig ist, ob einer Boss
ist oder nicht, und wie der Kampf ausgeht. Und ähnliches, Herr
KONZETT, gilt auch für das Beispiel, das Sie gezeigt haben, daß
es nämlich nicht gleichgültig ist, wie die emotionalen Begleit-
reaktionen bei Rechenaufgaben sind. Nur die Emotionen, nicht die
geistige Arbeit, sind für die autonomen Reaktionen verantwortlich.

VESTER: Wir kommen doch noch etwas weiter in den mentalen Bereich
hinein, als Herr SCHAEFER das zur Zeit glaubt. Und zwar mit einer
physiologischen Überlegung, die die assoziativen Bildungen innerhalb unseres neuronen Musters mit einbezieht. Nehmen Sie z.B.
das, was Herr KONZETT vorhin erwähnt hat, diese Trennung eines
Tieres vom Ort des Stressgeschehens, die wir ja kaum kennen. Da
wir dort bleiben, oder zumindest immer wieder dorthin zurück-
kehren, wo wir ein unangenehmes Erlebnis hatten, im Schulraum,
im Klassenzimmer, oder Zuhause, wo man eine Konfrontation hatte,
ist es nicht nur die nicht ausgeführte Flucht, sondern es ist
auch die Repetition des Milieus, in dem der Stressreiz stattfand,

die einen Stressreiz multipliziert. Denn dieser bleibt selbstver-
ständlich mit den Wahrnehmungen aus dem Milieu assoziiert. Unter-
schwellig wird so der Stressreiz jedesmal wiederholt. Bei einem
Zurückkommen in den gleichen Raum, in die gleiche Gegend, werden
durch die neuronalen Verknüpfungen auch die entsprechenden
Begleitassoziationen geweckt, die dann die Erinnerung an den
Stress in ähnlicher Weise wirken lassen wie den Stress selbst.
Für den Ablauf des Stressmechanismus ist es glaube ich kein
Unterschied, ob der auslösende Alarmreiz aus dem Inneren unseres
Gehirns stammt, also assoziativ gebildet wurde, oder ob er durch
eine Perzeption von außen kommt. Die Folgereaktion am Hypothalamus oder über das limbische System ist in beiden Fällen die
gleiche. Und damit geraten wir nun wirklich sehr stark auch in
den philosophischen Bereich hinein, mit unserer Physiologie,
und ich finde, das ist auch eine ganz wichtige Hilfe, die die
Physiologie hier den Überlegungen über die mentale Seite geben
kann.

SCHAEFER: Das Prinzip ist richtig, aber es ist leider sehr dünn,
sobald man auf die Praxis kommt. Was wir über neuronale Prozesse
wissen ist beschämend wenig. Im Augenblick scheint alles im
Umbruch zu sein. Es ist z.B. durch Untersuchungen in einer Reihe
von Laboratorien, unter anderem auch in Heidelberg (SELLER,
TAUGNER) klargestellt worden, daß es dentritische Prozesse gibt,
die nicht über die Synapsen laufen, aber die synaptischen Vorgänge rückwärts entscheidend beeinflussen, mit einem Energie-
spiegel, der im Mikrovoltbereich und nicht im Millivoltbereich
liegt. Dazu die weitere Bemerkung, daß z.B. das Durchströmen
eines menschlichen Gehirns mit Magnetfeldern, die wirklich nicht
sehr viel tun können, offensichtlich subjektive Veränderungen
zur Folge hat. Das Experiment ist von mir selber durchgeführt
worden. Es entsteht eine Modulation von optischen Sinneswahr-
nehmungen. Dennoch ist sicher, daß die Physiologie der neuronalen
Prozesse weit hinter allem herhinkt, was wir von der Selbstbeob-
achtung oder gar aus der gedanklichen Analyse, also der Philosophie kennen.

THEORELL: Mich haben die Angaben über gegenläufige Trends in der
Inzidenz von Herz- und Hirninfarkt sehr interessiert. Ich weiß
nicht, ob es in Schweden eine ähnliche Entwicklung gegeben hat.
Aber es stellt sich doch die Frage, wieviel Klassifikationsfehler
da versteckt sind.

SCHAEFER: Die Zuverlässigkeit der Daten ist immer ein Problem,
will ich ehrlich sagen. Der Infarkt ist sicher eine Modediagnose
geworden, wie Herr HALHUBER gesagt hat, ebenso wie die Erörterung
über den Stress beim Infarkt ein Modethema geworden ist. Beim
Stroke ist das nicht ganz so. Er kann eigentlich nicht Modediagnose sein, zudem wäre es dann eine abnehmende Mode. Die gegen-
läufigen Trends sind aber sicherlich nicht modisch bedingt, denn
der Sektionsbefund weist dasselbe aus. Auch sind es die subjektiven Beschwerden, die in guten Studien ad hoc erfaßt werden
und in derselben Richtung sprechen. Die einen nehmen zu, die
anderen ersichtlicherweise ab, so daß wir eingestehen müssen,
daß eine Diskrepanz besteht, ohne daß wir sie im einzelnen erklären können. Wir können uns aber auch nicht die großen natio-
nalen Unterschiede der Inzidenzen beim Infarkt erklären. Es gibt
kein einziges Modell, auch nicht das der Risikofaktoren, das
eine sichere Erklärung dafür böte, warum dieses Land eine kleine,
jenes eine hohe Infarktrate hat. Hierzu eine Anekdote: Sie wissen,
daß Japan eine sehr niedrige Inzidenz an Infarkten hat, aber
Japan hat auch den kleinsten Fettverzehr in Prozent des caloric
input. Nun hat ein Japaner, MATSUMOTO, darauf hingewiesen, daß
diese Fetthypothese nicht so sicher ist wie man meint, denn die
Japaner haben eine Mentalität, die stressarm ist. Niemand weiß,
wieweit MATSUMOTO recht hat. Im Augenblick haben wir keine Möglichkeit, zwischen den Faktoren im einzelnen quantitativ zu
diskriminieren.

HALHUBER: Dann würde ja diese Hypthese die Tatsache erklären,
daß Japaner in Japan und Hawaii und in Kalifornien ganz unterschiedliche Infarktinzidenzen haben, also auch eine unterschiedliche Stressanfälligkeit?

SCHAEFER: Ja.

<u>VON FERBER</u>: Und eine unterschiedliche Apoplexieinzidenz auch.

<u>SCHAEFER</u>: Ja, ...Diese ist ja sehr hoch in Japan. Nur einen kurzen Kommentar zu "Japan". Man hat ja viel darüber spekuliert, man hat gesagt, daß es "Stress" natürlich auch in Japan gibt. Aber man "arrangiert" sich auf eine andere Weise mit ihm. Die japanische Gesellschaft ist ja überhaupt nicht individuell zentriert. Alles sei gruppenzentriert, "patriarchalisch" - ich weiß aber nicht, was damit wirklich gemeint ist.

<u>STOCKSMEIER</u>: Auch nur kurz zu Japan. Ich habe mich dort einmal direkt erkundigt, was nun die Gründe für die niedrige Infarkthäufigkeit sein könnten. Rheumatologen und Kardiologen berichteten mir, es wäre eine Schmach für einen Japaner, nicht an einem Schlaganfall zu sterben, und ein Hausarzt würde immer gedrängt, die Diagnose "Schlaganfall" einzutragen, damit die Würde der Familie in Form des geistigen Oberhauptes der Familie bestätigt werde. Das könnte der Hauptgrund sein, denn sie hätten interne Analysen in Krankenhäusern inzwischen durchgeführt, bei denen sich gezeigt hätte, daß wahrscheinlich schon 1976 die häufigste Todesart in Japan der Herzinfarkt sein müßte. Es passe jedoch nicht in das Bild, das die Japaner von sich selber hätten. Vielleicht würden die plötzlichen Todesfälle alle auf Versagen der Gehirnfunktion zurückgeführt.

2. Tag
Gesicherte epidemiologische Daten

HALHUBER: Darf ich heute damit beginnen, daß ich Ihnen sage,
welche polaren Ängste und Sorgen einen Moderator am Beginn dieses
Tages beschäftigen? Einerseits, daß er zuviel tut, andererseits,
daß er zuwenig tut. Zuviel, d.h., daß er autoritär manipuliert
und wichtigen Gedankenaustausch unterdrückt; zuwenig, d.h., daß
er eine Diskussion, die an sich interessant ist, ausufern läßt.
Deshalb erhoffe ich Disziplin und Verständnis, wenn ich bitte,
daß Sie ihre Statements, Ihre Einzelaussagen möglichst beschränken.
Und schließlich bitte ich Sie, die Begrenztheit der Möglichkeiten eines solchen achtstündigen Werkstattgesprächs nicht aus
dem Auge zu verlieren. Welches sind die Zielmöglichkeiten? Sicher
nicht eine völlig befriedigende und ausreichende Bestandsaufnahme <u>aller</u> Fakten und Meinungen, die es heute gibt, aber doch
eine interdisziplinäre, wechselseitige Information über den derzeitigen Stand <u>IHRER</u> Anschauungen und der Fakten, die Sie selber
zu deren Begründung haben. Es geht also darum, daß Akzente gesetzt werden. Also gleich die ersten zwei Fragen: "Gibt es ge-
sicherte epidemiologische Daten zum Thema psychosozialer Stress
als Risikofaktor der koronaren Herzkrankheit? Und - davon wohl
kaum zu trennen - gibt es den Typ A und B von FRIEDMAN und RO-
SENMAN?" Dazu bitte ich zuerst Herrn THEORELL - Stockholm, der
hierzu viel gearbeitet hat.

THEORELL: Within the framework of a prospective study of nearly
7000 middle-aged buidling construction workers in greater Stockholm, several studies were performed. The workers had been asked
in 1972 to fill out a questionnaire about "life changes" during
the preceding year, irritability, dissatisfaction, and social

factors. Official registers were used in a 1-2 year follow-up study in order to ascertain deaths and extended episodes of illness in the participants. The follow-up study for myocardial infarction excluded those who had been absent from work during the year preceding the study because of diabetes, hypertension, or heart disease.

A "psychosocial discord" index of ten items was formulated beforehand. This index as a single factor was associated with increased risk of onset of myocardial infarction during the follow-up period: the higher the index, the greater the risk. A similar positive association was demonstrated between discord and risk of "neurosis" onset. Total life change score for the preceding year was associated with risk of neurosis. A multivariate analysis using discord, height, relative body weight, blood pressure, tobacco smoking, electrocardiographic abnormalities and diabetes indicated that the variables significantly and independently associated with myocardial infarction risk were relative overweight, short stature, systolic hypertension, and elevated psychosocial discord.

Further studies were performed with those participants who had been full in work and had had no extended episodes of illness during the year preceding the study. Using factor analysis, three statistical clusters of psychosocial variables were found. One of those included "work load", such as increased responsibility, extra work, temporary unemployment, problems with superiors, and work mates, and "wrong" amount of work responsibility. The whole group of myocardial infarction cases (deaths and survivals) during the 2-year follow-up (n=51) had a statistically significant excess of cases with any factor in the work load cluster (P < 0.05). This was particularly evident among surviving cases (n=32), of which 53% had at least one work load factor - compared with 26% in the total studied population (P < 0.001). Work load was unrelated to risk of ulcer, serious accident and episode of degenerative joint disease during the follow-up.

By using "extreme" groups of subjects and following them in personal examinations we were able to study the interaction between life change and discord. It was demonstrated that a life crisis during the year preceding the study, measured in questionnaire, was unrelated to cardiovascular morbidity during the follow-up. However, with concomitant psychosocial discord, a large degree of life change was associated with increased cardiovascular (particularly hypertensive) morbidity.

In conclusion, the studies indicate that the onset of a myocardial infarction is frequently preceded by changes in the work situation. In most studies the myocardial infarction and psycosocial factors, problems directly related to the work situation have been overlooked.

An interaction seems to take place between certain longstanding psychosocial items and life changes in the formation of cardiovascular risk.

Psychophysiologic Studies

In a study of several circulatory variables noninvasively recorded during a "stress interview" performed on 30 patients who had suffered a recent episode of severe chest pain (the majority of whom had been documented as suffering from myocardial infarctions), a multivariate analysis was performed. By using this procedure, the sample could be divided into "reactors" and "nonreactors." The former group was characterized by a lower sociability index than the latter group.

The study illustrates that, for instance, heart rate is insufficient as the only circulatory variable to be studied during psychological activation and also that the interaction between the type of activation used and the psychosocial and somatic makeup of the patient will determine the circulatory reaction.

A study of adrenalin and noradrenaline urinary excretion during different phases of day and night work showed several metabolic changes which may be of importance in the development of atherosclerosis.

STOCKSMEIER: Herr THEORELL, Sie haben sehr viele Dinge angesprochen. Es ist bei unserer Studie - wir erfassen unter-60-jährige Herzinfarktpatienten, die sozialversichert sind und rehabilitationsfähig - innerhalb der bayrischen Bevölkerung gefunden worden, daß Kraffahrer stark überrepräsentiert sind unter den Herzinfarktpatienten im Verhältnis zur Normalbevölkerung. Pförtner, Vertreter und Bauarbeiter, wenn auch weniger deutlich. Wenn man das Gemeinsame sucht, dann meinen wir zumindest Anzeichen zu haben, daß "life change units" von Bedeutung sind, und daß JENKINS in seinen neuesten Kritiken vielleicht doch nicht alle diese Variablen erfaßt hat, die nötig wären. Es scheint jedenfalls so zu sein, daß durchaus die soziale Mobilität von Bedeutung ist.

Zu Typ A: Die Untersuchungen von ROSENMAN und FRIEDMAN können durchaus etwas gefunden haben. Sicher haben sie aber mit den Untersuchungen, die sie selbst gemacht haben, nichts bewiesen. Die Untersuchungen von LEBOWITZ und OSTFELD (eigenartigerweise - weil man das nicht so gerne hören will? - eine Studie, die nicht so bekannt geworden ist) an 2000 Menschen, ebenfalls prospektiv durchgeführt, zeigten, daß keinerlei Zusammenhang zwischen Typ und Herzinfarkt besteht. MORTKON und PERSON, wie auch andere, haben exakte Analysen und Nachkontrollen durchgeführt. Sie haben Patienten verschiedener Krankheiten zufällig zugeteilt, ohne daß die Interviewer wußten, genauso wie es HELLENSTEIN gemacht hat, welche Erkrankung der Patient hatte (Rheumatiker, Herzinfarkte, Koronar-Insuffiziente, aber auch Vegetative und Normale). Es war allen Interviewern gesagt worden, es sind Herzinfarktpatienten. Es kam bei allen Krankheiten gleichermaßen die Ausprägung zwischen Typ A und Typ B heraus! Damit ist also gezeigt, daß man - zumindest mit der Interview-Technik allein - nicht viel erreichen kann. ROSENMAN und FRIEDMAN ist zudem als methodischer Vorwurf zu machen, daß sie selbst die Interviewer waren und auch noch

gleichzeitig ihre eigenen Beurteiler, etwas, was völlig unhalt-
bar ist.

Ich glaube schon, daß Richtung Sympathikotonus und Parasympathiko-
tonus "etwas daran sein könnte", denn wir wissen ja, daß hier
möglicherweise eine höhere Hormonaktivität auch gerade der Nebennierenrinde und des Nebennierenmarks vorliegen könnte. Aber bisher liegen keine verläßlichen Ergebnisse vor. Dennoch wird diese
so einprägsame A- und B-Typologie noch in vielen Gehirnen ver-
haftet bleiben und dies ohne glaubwürdigen Hintergrund.

Zum Rauchen: Der Ansatz von Herr THEORELL mit 22 Leuten und dann
die Wahrscheinlichkeit, daß über 90% der Maurer sowieso rauchten,
kann kaum Aufklärung geben und kann sicher nicht das Rauchen als
Risikofaktor herauskristallisieren. Wir haben bei den Herzinfarktpatienten, die wir in die Studie aufgenommen haben, etwa 90%
Raucher. Das Alterskollektiv - wir haben vor zwei Jahren eine
Repräsentativerhebung der deutschen Bevölkerung mit Infratest
zusammen durchgeführt - bei Männern gleichen Alters ergab etwa
48% Raucher, d.h. also fast doppelt ist der Herzinfarktpatient
überrepräsentiert bei den Rauchern. Und aus dem Grunde schon
glauben wir, daß eine sehr hohe Korrelation zwischen Rauchern
und Herzinfarkt eigentlich bestehen müßte, was nicht besagt, daß
nicht auch andere Krankheiten eine entsprechend hohe Korrelation
zum Rauchen haben könnten.

THEORELL: Natürlich ist Rauchen irgendwie mit Herzinfarkt assoziiert, das glaube ich wirklich auch, aber die interessante
Sache hier ist vielleicht, daß in verschiedenen Sozialschichten
das ganz verschieden aussieht. Die Korrelationen sind anders
bei Bauarbeitern als bei Beamten usw., und ist vielleicht auch
so mit dem Typ A. Es ist möglich, daß die sogenannten Typ-A-
Muster in Kalifornien ein wirklicher, sog. Risikofaktor sind,
aber vielleicht ist es nicht möglich, ihn auch so in anderen
Ländern zu finden. Das besagt aber nicht, daß ROSENMAN und FRIED-
MAN irren. Ich glaube persönlich, daß JENKINS sich nicht genug
interessiert hat für die Arbeitsprobleme, als er seine Übersicht
gemacht hat. Die Arbeitsprobleme sind ganz besonders wichtig

für diese Gruppe. Wir haben also diese Bauarbeiter während zwei
Jahren verfolgt und wir haben ihre Arbeitsbelastung mit Faktor-
analyse aufgenommen. Und die Menschen mit vermehrter Verantwortung
oder anderen Belastungen in der Arbeitssituation haben ein zwei-
mal so hohes Infarktrisiko, als die anderen, aber da war ein
Unterschied zwischen tödlichen und überlebten Infarkten. Die
Korrelation war viel besser bei überlebenden Infarktkranken.
Es ist ganz klar, daß die verschiedenen Manifestationen von Herzkrankheiten verschiedene, psychosoziale Korrelate haben. Man kann
wahrscheinlich Tote und Überlebende nicht gleich beurteilen, wie
man es immer tut.

HALHUBER: Darf ich fragen: Gibt es einen Verteidiger von FRIEDMAN
und ROSENMAN im Saal?

SCHAEFER: Man kann das Problem nicht so in Freund/Feind-Denken
abhandeln. Was mich an den FRIEDMAN-ROSENMAN-Befunden positiv
stimmt, das ist die Tatsache, daß es so etwas eigentlich geben
muß. Es ist völlig undenkbar, daß die Persönlichkeit keine Rolle
spielt. Wenn es eine sinnvolle Theorie der Infarktentstehung
gibt, läuft sie über Mechanismen, die ich gestern versucht habe
darzustellen, und die persönlichkeitsabhängig sind. Die sympathische Tonisierung eines Menschen ist z.B. das Ergebnis seiner
Gesamtpersönlichkeit. Die Schwierigkeiten, vor der sich FRIEDMAN
und ROSENMAN gestellt sahen, aber wohl nicht voll erkannt haben,
liegen in einer jeden Typologie, das hat z.B. die Diskussion über
die Typologie von KRETSCHMAR und SHELDON gezeigt. Ich halte es
für ausgeschlossen, daß man die Menschheit in A-und B-Typen ein-
teilen kann. Aber ich glaube, daß man ideale Typen A und ideale
Typen B definieren kann, wie die Menschen relativ zu diesen beiden
Typen stehen. Das hat im Grunde genommen JENKINS versucht, in
seiner Skalierung dieser Typologie, die dann zwar zu weicheren,
aber signifikanten Korrelationen kam. Was das Rauchen anbelangt,
so wäre ich dankbar, wenn folgende Situation diskutiert werden
könnte. In einer schwedischen Zwillingsstudie wurde von FRIBERG
u. Mitarb. (1973) gefunden, daß monozygote Zwillinge, die diskordante Eigenschaften hinsichtlich Rauchen hatten, kein verschiedenes Risiko weder der koronaren Herzkrankheiten, noch der

allgemeinen Mortalität aufwiesen. Das ist, wenn man diese Studie ernst nehmen würde, ein Schlag ins Gesicht einer jeden bisherigen Theorie. Die Frage ist, ob Irrtum vorliegt, ob das Material zu klein ist oder ob der Schuß wirklich berechtigt ist, den man in das Herz der Theorie abgegeben hat? Wahrscheinlich liegt die Wahrheit auch hier ein bißchen in der Mitte, aber der Befund ist so dramatisch, daß ich meine, wir müssen uns alle sehr intensiv damit auseinandersetzen, denn wenn wirklich die Raucher keine höhere Inzidenz hatten, weder des Lungenkarzinoms noch des Infarktes, wie die Nichtraucher - es sind zwei Studien darüber gemacht worden - dann müßte man schon ausweichen, und deswegen komme ich jetzt wieder auf die A- und B-Typen, auf die Hypothese, die von vielen Leuten, unter anderem auch von dem Heidelberger CHRISTIAN diskutiert worden ist, ob nämlich es nicht das Rauchen selbst ist, sondern die Raucherpersönlichkeit. Dieses Konzept hat sehr vieles für sich; man könnte sich solche Mechanismen vorstellen, wie ich sie gestern abend vorgestellt habe. Aber es wäre mir wirklich lieb, wenn Sie meine innere Qual, die ich jedesmal bei dieser Arbeit erleide, etwas beheben könnten. Und noch eine Bemerkung. In unserer Heidelberger Studie, die wir allerdings nur prospektiv und an scheinbar noch Gesunden erhoben haben, war die Koinzidenz zwischen subjektiven Symptomen des Infarktes, die mit Fragebogen abgefragt waren, und Arbeitszufriedenheit das einzige, das wirklich massiv herauskam. Alle andere psychosozialen Faktoren waren sehr viel weicher.

On Risk Factors for Premature Myocardial Infarction in Middle-Aged Building Construction Workers – a Comparison with Other Selected Illnesses

THEORELL[*]: Numerous studies have related certain "risk factors" to the onset of a premature myocardial infarction (=MI) ([1], [3], [6], [9], [14], [15]). The most important of these are cigarette smoking, systolic blood pressure, and serum cholesterol. Psychosocial factors have also been utilized in predictive studies ([1], [6]), with conflicting results. Recently, an elevated psychosocial "discord" index was demonstrated to be quite often associated with an elevated risk of myocardial infarction in the near future ([11]).

Some of the MI risk factors may be predictive of other long lasting illnesses as well, as indicated by studies in Göteborg, Sweden ([13]). The aim of the present study is to illuminate the interplay between MI risk factors and impending illness. For this purpose, long periods of sick-leave (>1 month) were identified during the first year of follow-up in the group of middle-aged building construction workers studied in ([11]). Two categories of illness were selected for comparison with MI: ulcers and "social illness."

Material and Methods

The target group consisted of 9097 41-61-year-old building construction workers who were members of the local union in greater

---

* Dieser Beitrag konnte während des Werkstattgespräches nicht diskutiert werden. Er gehört aber inhaltlich und methodisch zum Themenkreis und wurde in diesen Verhandlungsbericht aufgenommen, damit er beim nächsten Werkstattgespräch erörtert wird.

Stockholm. The first step of the study was a psychosocial questionnaire, which the target group was requested to complete in the fall of 1972. The questions concerned psychological and social factors at work and in family life. From this questionnaire, a psychosocial "discord index" was constructed and scores calculated (see Table 1) before the follow-up started. Of the sample 26% did not return the questionnaire. The nonresponders did not deviate significantly from the responders with respect to age, marital status, sickness benefit, number of days of sick-leave, or occupational group, although there tended to be more unmarried subjects in the nonresponding group (Table 1).

In the follow-up study the following official registers were utilized:

1. The official death register (Statistiska Centralbyrån) - all deaths.

2. The official register of all hospitalizations in the greater Stockholm area - survivors of a definitely diagnosed myocardial infarction.

3. The social insurance register (Försäkringskassan) - long periods ($\geq$ 30 consecutive days) of sick-leave. This register was available for the urban part (n= 3289) of the sample only.

Three prospective diagnostic groups were formed:

1. Myocardial infarction. The official death register and the register of all hospitalizations in greater Stockholm were studied. This sample comprises all subjects who developed a definite myocardial infarction or died of cardiac failure according to hospital or autopsy records (MI). No subjects who had been on sick-leave for heart, hypertension, or diabetes during the preceding 12 months were included.

2. The official register of work absenteeism (Försäkringskassan) was studied. This sample comprises subjects in the urban part of the population who were absent from work because of a new period of sick-leave lasting for $\geq$ 30 consecutive days (according to official certificates issued by physicians). No subjects who had

Table 1. Rates of certain characteristics in 100 participating and nonparticipating subjects

	Age-matched participants	Nonparticipants
	Median age 52 years (%)	Median age 52 years (%)
Profession		
Mason	6	6
Carpenters	22	16
Cement workers	28	34
Unspecialized workers	17	23
Crane drivs, etc.	5	5
Plumbers	13	3
Others	8	13
Marital status		
No information	1	1
Unmarried	8	14
Divorced	6	11
Widowed	2	3
Married	80	71
Sickness benefit		
No information	–	1
None	1	3
1-39 Sw. Cr./day	6	7
40-44 Sw. Cr./day	15	16
45-47 Sw. Cr./day	13	12
48-50 Sw. Cr./day	16	18
51- Sw. Cr./day	49	43
Number of sick-leave days during 1972		
No information	–	2
None	31	31
1-29 days	39	34
30-120 days	24	24
181-365 days	6	9

a long lasting "internal" illness during the preceding 12 months
were included.

3. Social illness. The registers already mentioned were studied.
This sample comprises all subjects who died a nonillness death
or were on sick-leave for $\geq$ 30 consecutive days because of "neurosis" or other psychiatric illnesses. Deaths in this sample
refer to the entire population, whereas the survivals refer to
only the urban part of the sample.

Table 2 shows the nonparticipation rates of the three diagnostic
groups during the first year of follow-up (12-15 months). Note
that the nonparticipation rate of the social illness group was
higher than that of the other groups, although not significantly
so.

Table 2. Characteristics of the prospective diagnostic groups
in the 12-15-month follow-up

Diagnostic group	Median age (years)	Nonparticipation rate (% of all subjects in the population who developed the prospective illness but had not responded to the questionnaire)
MI	52	23
Ulcer	52	20
Social illness	52	39
Total population	51	26

In order to obtain diagnostic samples of comparable size, the
follow-up periods of the social illness and MI groups were longer
than that of the largest diagnostic group, the ulcer group.

<u>MI during the follow-up of 15-18 months</u>. The nonparticipation
rate among MI subjects in the psychosocial survey was 23%, which
is approximately that of the entire population (26%). Furthermore,
22 of 40 (55%) had health check-ups less than 4 years prior to
MI. This is approximately the health check-up rate of the total
sample during the corresponding period (55%). The median age of
the entire population was 51 years and that of this sample is
51 years. The sample comprised 4 subjects who died an ischemic
cardiac death and 18 subjects who survived the illness during
the follow-up months.

There were 54 urban participants who developed an ulcer or long
lasting gastritis during the initial 12-15 months of follow-up.
The nonparticipation rate of this group in the psychosocial
survey was 20%, which is approximately that of the entire population. Twenty-six out of forty-three (60%) had been subjected
to health check-ups less than 4 years prior to gastric or duodenal
ulcer. The median age of the sample was 52 years.

There were 33 participants in the psychosocial survey who developed neurosis during the initial 12-16 months of follow-up (urban
sample only) or died a nonillness death during the first 24-27
months of follow-up. The nonparticipation rate of this combined
group in the psychosocial survey was 39%, which is higher than
in the entire population, although not significantly so. Fourteen
out of thirty-three (42%) had health check-ups less than 5 years
prior to the episode studied. There were 16 nonillness deaths
among the participants in the psychosocial survey (nonparticipation rate 56%). Eleven of these subjects had participated in the
health check-up (69%). The median age of the combine sample of
social illness was 52 years.

The items included in the psychosocial discord index and their
relative weights are listed in Table 3. The somatic variables
included in the analysis are listed in Table 4.

The contrast group consisted of five hundred subjects from five
age groups, namely the first one-hundred workers born during

Table 3. Items included in the discord index and their relative weights

Perception of work responsibility	Just right	0
	Somewhat too much for somewhat too little	1
	Definitely too much or definitely too little	2
Ability to relax after normal work day	Always	0
	Sometimes	1
	Less frequently than sometimes	2
Satisfaction with work	Fairly	0
	Neither good nor bad	1
	Fairly bad or very bad	2
Energy level in comparison to work mates	A little more than others or less	0
	Much more energy than others	1
Satisfaction with home life	Fairly good or very good	0
	Neither good nor bad	1
	Fairly bad or very bad	2
Number of residential changes	0-9 times	0
	10 times or more	1
Hostility when faced with slow persons	Not hostile or fairly hostile	0 / 1
	Very hostile	1
Hostility when waiting one's turn	Not hostile or fairly hostile	0
	Very hostile	1
Lived with both biologic parents to age 15	Yes	0
	No { One or both dead	1
	Divorce or illegimitate birth	2
Number of order among siblings	1-6	0
	≥ 7	1

Table 4. Somatic variables recorded from Bygghälsan (Construction Workers' Health Association) check-ups included in the multivariate analysis

---

<u>Age</u>

Relative <u>body weight</u> = $\dfrac{\text{Weight (kg)}}{\text{Height minus 100 (cm)}}$

<u>Height</u> (cm)

<u>Smoking</u> habits {categories according to DYER <u>et al</u>. (<u>4</u>)}

00 = nonsmoker or previous smoker
05 = 10 or less cigarettes/day and/or regular pipe or cigar
     smoking
12 = more than 10 but less than 20 cigarettes/day
25 = at least 20 cigarettes/day

History (yes or no) of classical <u>angina pectoris</u> according to the responses to the chest pain questionnaire constructed by ROSE (1962)

History (yes or no) of <u>diabetes</u>

Systolic and diastolic <u>blood pressure</u> (mm Hg) recorded in the supine after approximately 5 min rest

<u>Heart</u> rate at rest (beats/min)

Any abnormality (yes or no) on <u>electrocardiogram</u> recorded at rest, using 11 leads

---

each one of the years 1911, 1916, 1921, 1926 and 1931, which created an age distribution identical with that of the entire group.

In the contrast group, the nonparticipation rate of the first step (psychosocial survey) was the same as that of the entire group (26%) as was the rate of the second step (health check-ups)

among the participants (55%). One=hundred and ninety=four subjects remained for study.

The three illness groups were subjected to a stepwise multiple
regression analysis. In each case the contrast group was used
for references.

<u>Results</u>

Single variables. Table 5 lists the variables that were significant predictors of the three kinds of illness. Strong predictors
($P < 0.01$) of MI were relative overweight and short stature,
whereas excessive smoking and elevated systolic blood pressure
were strong predictors of gastric and duodenal ulcer. Moderate
predictors ($P < 0.05$) of MI were elevated systolic blood pressure and elevated discord index, whereas excessive smoking and
elevated pulse rate were moderate predictors of social illness.
Excessive smoking also indicated moderately elevated risk of MI.

The stepwise multiple regression analysis yielded results very
similar to those obtained in the analysis of single variables
predictive of illness (one-tailed t-test). The only difference
in the results was that excessive tobacco smoking was a moderately
significant predictor of MI in the analysis of single factors
($P < 0.05$) but not in the multivariate analysis (Table 6).

Table 5. Single factors used to predict significant excess of illnesses

	Controls (n=194)		MI (n=22)		Ulcer (n=26)		Social illness (n=25)	
	M	SD	M	SD	M	SD	M	SD
Smoking (cigarettes/ day)	6.09	8.23	9.27[b]	9.05	12.15[c]	9.82	11.25[b]	10.90
Systolic blood pressure (mm Hg)	135.80	16.35	143.41[b]	17.78	145.46[c]	18.33	133.36[a]	14.77
Relative weight (%)	103.07	11.03	111.55[d]	15.76	101.15[a]	11.52	103.64[a]	16.06
Height	174.92	5.78	171.14[c]	6.75	174.89[a]	6.31	175.36[a]	6.82
Discord index (units)	1.86	1.80	2.55[b]	1.92	2.12[a]	1.54	2.20[a]	1.76
Pulse rate (beats/min)	70.93	11.61	75.73[a]	12.05	72.65[a]	13.11	76.60[b]	14.31

One-tailed t-tests: [a] Not significant; [b] P < 0.05; [c] P < 0.01; [d] P < 0.001.

Table 6. Variables significantly associated prospectively in the stepwise regression analysis with three groups of illness (one-tailed t-tests in each step)

Myocardial infarction	Ulcer	Social illness
Relative weight[c]	Smoking habits[b]	Smoking habits[a]
Height[b]	Systolic blood pressure[b]	Pulse rate[a]
Systolic blood pressure[a]		
Discord[a]		
Multiple R 0.39	0.34	0.29

One-tailed t-tests: [a] $P < 0.05$; [b] $P < 0.01$; [c] $P < 0.001$.

Discussion

The three diagnostic groups were to be of roughly equal size in order to make the statistical analysis valid. However, due to differences in illness incidence and the fact that information on episodes of neurosis and ulcer were available in only the urban part of the population, the samples had to be recruited during different periods of follow-up. For instance, the follow-up for "deaths not due to somatic illness" was 1 year longer than that for ulcer. This may have relevance to some of the findings, as may the difference in recruitment areas.

The nonparticipation rate of the two steps did not differ between the MI, ulcer, and contrast groups. Thus, despite the high non-participation rate in the somatic step, the comparison between groups probably reliable. Furthermore, nonparticipation in the somatic step is due largely to extraneous factors - the Bygghälsan (Construction Workers' Health Association) had not examined all the areas of greater Stockholm at the time the study was under-taken. The social illness group, however, had a slightly lower

nonparticipation rate in the psychosocial step, which may be of
relevance to some of the findings. The social illness category
was created in order to allow comparison with a group of subjects
taking sick-leave or dying from non-somatic causes during follow-
up. Therefore, this is a heterogenous group, including victims
of accidents, violent death, and psychoasthenic syndromes.

The stepwise multiple regression technique requires that all
variables studied, dependent as well as independent, be contin-
uous and normally distributed. In the present study, this require-
ment was not fulfilled since some of the independent variables
(ECG, illness history, etc.) were dichotomous, one of the con-
tinuous ones (smoking) was skewed, although "normalized" as far
as possible, and finally the dependent variable was dichotomous.
Because of this, the importance of some of the independent variables may have been underestimated, which may apply particularly to smoking in relation to MI (7). With regard to the dependent variable, the grossly unequal balance between each of the
diagnostic groups on the one hand and the contrast group on the
other hand creates multiple correlation coefficients which are
"too low."

With regard to MI, the hypothesis was verified: The psychosocial
discord index was significantly associated with the risk of in
the near future MI. Furthermore, in the multivariate analysis,
the psychosocial discord index did not show a significant association with the risk of an ulcer or social illness occurring
in the near future. In the latter case, note that previous nonparametric analysis indicated a significant association between
discord and risk of social illness. The total "life change" score
for the previous year was also related to risk of social illness
in the nonparametric analysis (11).

Excessive tobacco smoking was associated with elevated MI risk,
as expected, but also with risk of ulcer or gastritis and of
social illness. Elevated systolic blood pressure was associated
both with MI risk and with ulcer risk. A high resting pulse rate
was associated with risk of social illness. An elevated resting

heart rate was associated with "neuroticism" in a previous study (4). On the whole, the present study indicates that some of the recorded MI predictors are "specific" (short stature, overweight) and to some extent psychosocial factors, whereas others are nonspecific (smoking and hypertension). Short stature has been mentioned in relation to MI risk in several previous studies (5, 10). It may have particular significance for heavy manual workers.

Most researchers agree on the basis of large multivariate epidemiologic studies that overweight is a weak predictor of MI (3, 9, 14, 15). Therefore, this variable might have lost its high position among the predictors in the present study, being replaced by serum lipids if they had been taken into account. Furthermore, it should be pointed out that a group of heavy manual workers such as the one studied differ from the total population with regard to possible links between overweight and MI risk and that all overweight is not due to fatness; a muscular factor may be involved (5). For example, concrete workers in the age group 51-61 a higher MI incidence than other age-matched workers in the present study (11).

These findings demonstrate that some of the MI risk variables are nonspecific, and also that tobacco smoking and hypertension are not only probable causative factors in the pathogenesis of premature MI but also two powerful indicators of psychosocial problems. That this is true for smoking has been illustrated recently by a study of 30,000 Swedes, which indicated that smokers differ from nonsmokers in several psychosocial respects (2). The practical implication of this is that heavy smokers in preventive trials should be considered also from the psychosocial standpoint. Withdrawing tobacco is mostly beneficial, but may cause harm in some cases unless an individualized approach is used (8).

An elevated score in the discord index may have elements of "type A behavior," dissatisfaction and difficult childhood circumstances, previously demonstrated to have a possible relationship with risk of premature MI (12). The discord index has only a

slight, albeit significant, additive power in the multivariate
MI prediction. In the analysis of single variables in this index,
"hostility when waiting one's turn" showed the strongest association with the MI risk ($\underline{11}$).

REFERENCES

1. BRAND, R.J., ROSENMAN, R.H., SHOLTZ, R.I., FRIEDMAN, M.:
   Multivariate prediction of coronary heart disease in the
   Western collaborative group study compared to the findings
   of the Framingham study. Circulation,   1975
2. CEDERLÖF, R.: Psychosocial factors in smokers and non-smokers
   - a cross-sectional study of 30,000 Swedes. Lecture at the
   Annual Meeting of the Swedish Association of Physicians, 1975
3. DYER, A.R., STAMLER, J., BERKSON, D.M., LINDBERG, H.A.: Rela-
   tion-ship of relative body weight and body mass index to 14-
   year mortality in the Chicago Peoples Gas Company. J. Chron.
   Dis. $\underline{28}$, 109 (1975)
4. FLODÉRUS, B.: Psychosocial factors in relation to coronary
   heart disease and associated risk factors. Nord. Hyg. Tid-
   skrift Suppl. $\underline{6}$, 1974
5. GERTLER, M.M., WHITE, P.D.: Coronary heart disease in young
   adults. Cambridge USA: Harvard University Press, 1954
6. GOLDBOURT, U., MEDALIE, J.H., NEUFELD, H.N.: Clinical myocardial infarction over a five-year period - III. A multivariate analysis of incidence. The Israel Ischemic Heart
   Disease Study. J. Chron. Dis. $\underline{26}$, 217 (1975)
7. HOPE, K.: Methods of multivariate analysis. London: University
   of London, Press Ltd 1963
8. JANIS, I.L.: Effects of fear arousal on attitude change:
   recent developments in theory and experimental research. Adv.
   Exp. Soc. Psychol. $\underline{3}$, 166 (1967)
9. KEYS, A., ARAVANIS, C., BLACKBURN, H., VAN BUCHEN, FsP.,
   BUZINA, R., DJORDJEVIC, B.S., FIDANZA, F., KARVONEN, M.J.,
   MENOTTI, A., PUDDU, V., TAYLOR, H.L.: Probability of middle-
   aged men developing coronary heart disease in five years.
   Circulation $\underline{45}$, 815 (1972)

10. PAFFENBERGER, R.S., WOLF, P.A., NOTKIN, J., THORNE, N.C.:
Chronic disease in former college students. I. Early precusors
of fatal coronary heart disease. Am. J. Epidem. 83, 314
(1966)

11. THEORELL, T., LIND, E., FLODÉRUS, B.: The relationship of
disturbing life changes and emotions to the early development
of myocardial infarction and some other serious illnesses.
Int. J. Epidem. 4, 281 (1975)

12. THEORELL, T., RAHE, R.H.: Psychosocial characteristics of
subjects with myocardial infarction in Stockholm. Chapter V
in "Life stress and illness", Gunderson and Rahe (eds.).
Springfield, III: Thomas 1975

13. TIBBLIN, G., WILHELMSEN, L., WERKÖ, L.: Risk factors for
myocardial infarction and death due to ischemic heart disease
and other causes. Am. J. Cardiol. 35, 514 (1975)

14. TRUETT, J., CORNFIELD, J., KANNEL, W.: A multivariate analysis
of the risk of coronary heart disease in Framingham. J. Chron.
Dis. 20, 511 (1967)

15. WILHELMSEN, L., WEDEL, H., TIBBLIN, G.: Multivariate analysis
of risk factors for coronary heart disease. Circulation 48,
950 (1973)

RISIKOFACTOREN

HALHUBER: Da Herr SCHAEFER heute nachmittag nicht mehr anwesend sein kann, würde ich vorschlagen, daß wir jetzt das Thema "Risikofaktor Rauchen" oder "Risikofaktor Raucherpersönlichkeit" diskutieren, da es sehr wichtig erscheint. Sind dazu Fakten bekannt, die diskutiert werden sollten?

THEORELL: Ich möchte zur ersten Zwillingstudie von LILJEFORS über Persönlichkeit, Rauchen und die anderen Risikofaktoren Stellung nehmen. Er hat verschiedenes beobachtet, sofern es sich um Angina pectoris oder Infarktkranke gehandelt hat. Bei Angina pectoris war es ganz klar, daß alle Risikofaktoren Unterschiede machten. Aber beim Infarkt waren es nur psychosoziale Faktoren, die einen Unterschied machten. Und so scheint es ja immer zu sein, wenn man diskordante, monozygote Zwillinge studiert. Wir haben eine Studie über diskordante Zwillinge publiziert, von denen ein Partner einen Koronartod gestorben ist, und der andere noch lebt. Von den Anverwandten haben wir Informationen über "life changes" gekriegt, und da findet man, daß in den letzten Jahren vor dem Koronartod, der tote Partner viele "life changes" gehabt hatte, aber der andere nicht. Und dieser Unterschied war signifikant. Aber er war nicht signifikant in dizygotischen Serien. Also noch einmal diese Sache mit monozygoten Zwillingen. Hier machen psychosoziale Faktoren einen großen Unterschied, und ich weiß nicht, wie man das interpretieren soll. Wir haben mit den Bauarbeitern noch eine Studie über "life changes" gemacht, und da fanden wir: wenn man den "Discord index", diesen einfachen Index mit life change kombiniert, da kriegt man noch mehr Information, als wenn man life changes allein benützt. Das ist wichtig: Auch wenn man von "life changes" spricht, muß man auch anderes mit berücksichtigen. Es ist eben nicht genug, nur life changes zu beachten.

VESTER: Ich glaube, wir kommen hier auf ein generelles statistisches Problem, was ich nun vor allem von der Krebsforschung her kenne, wo man ja dieselbe Schwierigkeit hat, daß man immer

eine Konstellation von mehreren ätiologischen Faktoren hat. Und
wir stossen immer wieder an das Problem, und das werden besonders
Sie Herr STOCKSMEIER sehen, daß man eigentlich nie einen einzelnen Faktor mit einer Krankheit korrelieren kann, wenn nicht alle
anderen Faktoren konstant gehalten werden. Und das scheint mir
auch vorzuliegen im Fall Ihrer Bauarbeiter. Es könnte also sein,
daß dort ein ganzes Paket ätiologischer Faktoren anderer Art fehlt;
dann können Sie noch so hoch- oder runtergehen mit dem Rauchen,
dann kriegen Sie keinen Unterschied. Und so ist es in vielen
anderen Studien, die im Prinzip nur einen Faktor rauspicken, während die anderen Faktoren ständig schwanken. Wir haben eben keine
einzelnen Ursachen-Wirkungsbezüge, sondern so etwas wie Konstella-
tionen oder Funktionsbilder. Das ist ein Problem der statistischen
Interpretation, das wir in diesem Bereich überhaupt noch nicht
in wirklich wissenschaftlicher Weise angegangen zu haben scheinen.

SCHAEFER: Ja, Herr VESTER, das ist ein Problem, das Sie bei jeder
ätiologischen Studie finden. Wir haben mit einer Reihe von Techniken z.B. mit der multivarianten Analyse gearbeitet. Man kann
sich fragen, ob die Koinzidenzen zwischen der Variation eines
Faktors so groß sind, daß die anderen Faktoren dagegen keine
Rolle spielen. Nur mit diesen multifaktoriellen Analysen kommt
man zu einer leidlich exakten Lösung. Sie haben natürlich recht,
daß alle diese statistischen Korrelationen fragwürdig bleiben.
Ich pflege immer dabei auf ein unverdächtiges Experiment hin-
zuweisen. Herr BENZINGER, ein Physiologe, hat nachgewiesen,
daß es zwischen der Hauttemperatur und dem Grundumsatz keine
Korrelation gibt. Das schien ein absoluter Nonsens. Als er jetzt
zusätzlich den Parameter der zentralen Temperatur maß, ordneten
sich sämtliche Punkte in glockenförmigen Kurven an, Kurven, welche
die Punkte gleicher zentraler Temperatur wiedergaben. Was wir
jetzt finden müssen ist, ob in den multifaktoriellen Daten ein
Faktor steckt, der möglicherweise Glockenkurven macht. Wenn das
der Fall ist, dann ist alle Mühe vergeblich, Korrelationen zu
finden, ehe man nicht diesen Faktor mitmessen kann. Interpretieren
können wir das ganze nur, wenn wir eine Modelltheorie haben, die
letzten Endes nur von der Pathophysiologie oder der Psychologie
geliefert werden kann.

<u>VON FERBER</u>: Ich würde gern ein Wort anschließen, denn es sind
ja wohl nicht nur die Psychologie und die Physiologie, die solche
Modellvorstellungen liefern können, sondern gerade auch die Soziologie oder die Medizinsoziologie sollten an solchen Modellbil-
dungen beteiligt sein. Geht man allein von der Statistik aus und
wird eine Untersuchung nur im Hinblick auf einzelne Faktoren angelegt und hat man nur die statistische Korrelation dieser einzelnen Faktoren im Auge, so wird man häufig auf ähnliche Unstimmigkeiten stoßen.

Vonnöten ist letztlch immer ein theoretisches Konzept, mit dessen
Hilfe alle gemessenen Faktoren interpretiert werden. Und zwar
müssen sowohl die mit physiko-chemischen Methoden meßbaren Faktoren, wie die mit verhaltenswissenschaftlichen Instrumenten gemessenen Faktoren in diesem theoretischen Untersuchungskonzept
interpretierbar sein. Ohne ein interdisziplinäres Konzept wird
es bei Untersuchungen in diesem Bereich immer zu merkwürdigen
Ausscherungen der Statistik kommen.

<u>BUTOLLO</u>: Ich mache mir auch Gedanken über die Forschungsstrategie,
die hier angewendet wird, und zwar gehen diese unmittelbar aus
den Ergebnissen hervor, die Sie, Herr THEORELL, berichtet haben.
Mir scheint es ziemlich klar, daß ein Prädiktor, der innerhalb
einer Gruppe nicht variiert - und das scheint in Bezug auf das
Rauchen der Bauarbeiter der Fall gewesen zu sein - seine Prä-
diktionsfunktion für diese Stichprobe verliert. Das heißt natürlich nicht, daß die Variable "Rauchen" in der Gesamtpopulation
nicht ein sehr guter Prädiktor sein kann. Doch darauf sind Sie
ja eingegangen. Ich möchte aber zu der Frage A/B Typ noch ein
paar Bemerkungen machen. Die ganze Strategie scheint mir irgendwo
ähnlich zu sein mit der Forschungsstrategie, wie man sie in der
psychologischen Unfallforschung vor zwanzig Jahren angewendett
hat. Da wurde auch der "Unfalltyp" gesucht, an dessen Verhalten
oder Persönlichkeit Eigenarten herauszufinden waren, die den
Unfäller vom Nicht-Unfäller unterscheiden. Dieses Vorgehen ist
bei monokausalen, linearen Beziehungen zwischen psychologischem
Prädiktor und zu erklärendem Ereignis (Kriteriumsvariable) u.U.
erfolgreich, nicht jedoch bei multikausalen, nicht-linearen

Beziehungen. Mittlerweile ist man dazu übergegangen, die Variablenbereiche nicht mehr getrennt zu behandeln, also nicht mehr nur da die Persönlichkeit und Psychologie, da die Umweltfaktoren und da vielleicht die Physiologie und ihre Reaktionen zu sehen. Vielmehr versucht man auch bei der Suche nach Prädiktoren bereits Interaktionsmuster herauszufinden, also das spezifische Zueinander von Ereignissen bzw. Variablen. Sie können sich vorstellen, daß die Anzahl der Kombinationsmöglichkeiten ungleich ansteigt, wenn Sie mehrere solcher Variablenbereiche zusammen in ihrer Interaktion untersuchen wollen. Datenreduktion und damit Eingrenzung der Hypothesen über wirksame Variablenkombinationen wird dabei vermutlich nicht mehr rein statistisch, sondern unter Einbeziehung vorab postulierter Hypothesen über relevante Interaktionsmuster erfolgen müssen, die dann empirisch zu überprüfen sind.

Noch ein Wort zur Statistik als Forschungsinstrument für diese Fragenbereiche. Ich meine, daß wir - gerade wenn wir psychologische und situative Faktoren mit aufnehmen - mit dem Problem unterschiedlicher Datenqualität rechnen müssen. Es ist vielleicht doch etwas zu einfach zu sagen, daß noch keine wirklich stichhaltigen Ergebnisse vorliegen, die den Einfluß von subjektiven, soziologischen oder sozioökonomischen Faktoren wirklich beweisen. Man muß dabei die "Ungerechtigkeit" in der Datenqualität berücksichtigen. Wenn das Meßverfahren selbst nicht präzise genug ist, dann kann ich auch keine präzisen Zusammenhänge herausfinden. Wenn kein Zusammenhang auffindbar ist, kann das aber zu einem großen Teil am Meßverfahren liegen und nicht am Fehlen eines Zusammenhanges. Für solche Fälle sieht die Statistik bestimmte Korrektur vor ("Reliabilitätskorrektur"). Es ist einleuchtend, daß eine Variable "Körpergröße", die sehr reliabel ist, größere Chance hat, schwache Zusammenhänge mit z.B. "Körpergewicht" widerzuspiegeln als z.B. die psychologische Variable "Extraversion". Das bedeutet aber nicht, daß "Extraversion" - falls ideal meßbar - nicht einen stärkeren Zusammenhang mit Körpergewicht aufweist. Ähnliches ist zur bisherigen Argumentation hinsichtlich der "Bedeutung" psychologischer und somatischer Faktoren bei Herz- und Kreislauferkrankungen anzumerken. Die Beispiele, die hier gebracht worden sind, sind zudem im wesentlichen

Versuche, die auf der Linearitäts- und Additivitätsannahme
statistischer Modelle beruhen. Es werden Skalen entwickelt, es
werden Korrelationen berechnet, wobei aber die Grundannahme
immer die ist, daß sich verschiedene Einzelprädiktoren zueinander
additiv verhalten. Das ist ein Modell, das gar nicht stimmen muß.
Es kann sein, daß ein Prädiktor erst durch das Zueinander mit
einem anderen Prädiktor wirklich valide wird, d.h. daß wir eher
eine Kette von bedingten Wahrscheinlichkeiten aufsuchen sollten,
also "Patterns" von Prädiktoren und nicht additive Verrechnungen
dieser Prädiktoren. Dieses Postulat klingt jetzt vielleicht ganz
gut, wie es in der Forschungspraxis vor allem dann gehandhabt
werden soll, wenn viele Prädiktoren verbreitet sind, ist ein
anderes Problem. Ich wollte damit nur problematisieren, daß wir
mit dieser Linearitätsannahme und Additivitätsannahme nicht
zwangsläufig zum vollen Ergebnis kommen müssen. Das bedeutet vor
allem aber auch, daß das Fehlen beobachtbarer Zusammenhänge häufig
an einer inadäquaten Untersuchungsmethodik liegen kann und noch
lange kein Beweis für fehlende Zusammenhänge ist. Dies gilt besonders für psychologische Variablen und Vorgänge, für die Relia-
bilität, Linearitäts- und Additivitätsannahme häufig unzureichend
bzw. nicht gerechtfertigt sind.

LEVI: Ich möchte auch etwas zur Forschungsstrategie sagen. Wie
uns Herr SCHAEFER schon gestern erzählt hat, ist die Aufgabe
eine dreifache. Wir möchten identifizieren, wir möchten modifi-
zieren, was wir identifiziert haben und schlecht ist, und wir
möchten dann unsere Modifikation auswerten. Wenn wir alles das
machen, bekommen wir die Antworten auf die Fragen, die wir stellen. Was möchten wir also identifizieren? Wir möchten die Probleme identifizieren. Welches sind die Probleme? 1. Die Hoch-
risikosituationen. Gibt es solche? Ist es so z.B. mit den life
changes? Es gibt da eine ganze Reihe Untersuchungen, die dafür
sprechen, daß zwischen life changes und Herzinfarkten faktisch
eine Korrelation besteht; Kausalität ist eine andere Frage, aber
Korrelation wahrscheinlich mit ziemlich großer Sicherheit. Schön,
dann wissen wir das. Wir wissen, daß Faktoren in der menschlichen
Umwelt, die erlebt werden vom Menschen, auf den Menschen wirken,
in manchen Fällen negativ. Das zweite, was wir identifizieren

wollen, sind sog. Hochrisikoeigenschaften, wie es Herr SCHAEFER genannt hat. Z.B. Alter, Geschlecht, Persönlichkeit usw. Und da gilt genau das, was Herr BUTOLLO gesagt hat. Man kann nicht einen einzelnen Faktor nehmen und glauben, daß er alles erklärt. So funktioniert die Biologie nie, und wird nie funktionieren. Wir müssen alles in einem System sehen. Wir müssen alle die vielen Komponenten in dem System berücksichtigen. Zu denen gehört auch die Dritte-Klasse-Risikofaktoren, von denen man früher gesprochen hat, nämlich die <u>Risikoreaktionen</u>. Der hohe Cholesterinspiegel ist ja eine Reaktion, er kommt ja nicht aus dem Blauen. Der hohe Adrenalinspiegel, das hohe T 3 oder T 4, alles das sind Reaktionen. Wenn wir also diese drei Klassen identifizieren können, 1. <u>die Situationen</u>, 2. <u>die Eigenschaften des Individuums</u> und 3. <u>die Charakteristika von den verschiedenen Reaktionen</u>, dann wissen wir etwas über die Ätiologie und die Pathogenese. Der nächste Schritt ist dann eine kontrollierte Intervention. Es ist nicht genug mit diesen statistischen Zusammenhängen. Faktor A prädiziert Faktor B; aber erklärt der Faktor B z.B. graues Haar prädiziert Tod? Aber es bedeutet nicht, daß man durch das Haarfärben den Tod aufschieben kann. Und dann, nachdem man die Modifikation vorgeschlagen hat, sollte man sie überprüfen. Führt sie wirklich zu dem, was man glaubt? Und dann kann unifaktoriell oder multifaktoriell arbeiten. Es gibt verschiedene Techniken. Aber auf diese Weise würde man, zwar auf schwierigem Wege, aber doch ziemlich sichere Antworten bekommen auf die Fragen, die gestellt worden sind. Jetzt macht man es anders. Man macht es leichter, man macht transverselle Studien, man macht uni- oder zwei-faktorielle Studien und verliert die Ganzheit aus der Sicht. Das ist zwar billiger und viel einfacher, gibt aber nicht die Antworten auf die Fragen, die gestellt worden sind. Und da ist genau das wahr, was Herr SCHAEFER gesagt hat.

<u>HALHUBER</u>: Danke vielmals. Darf ich Sie direkt noch zum Thema Typ A und Typ B fragen. Wie beurteilen Sie hier die methodische Problematik aus Ihrer Sicht?

<u>LEVI</u>: Ich bin darauf nicht besonders spezialisiert und verzichte lieber.

<u>SCHAEFER</u>: Vielleicht zur Verdeutlichung: Herr LEVI hat der Glockenform zugestimmt, das ist natürlich dasselbe wie die Sattelform, eine nichtlineare Kurve, die nach beiden Seiten hoch oder heruntergeht.

Stressoren im Arbeitsleben?
Partnerschaft und Familie als Stressor?

HALHUBER: Der nächste Problemkreis heißt: Arbeitsleben und Freizeitgestaltung als Stressor

VON FERBER: Die Belastungen, von denen ich sprechen möchte, sind die kleinen, die Dauerbelastungen, die Daueranforderungen, die durch ihren Summationseffekt eine besondere Wichtigkeit erhalten. Von diesen Daueranforderungen, die sich in der beruflichen Sphäre abspielen, ist hier bisher noch wenig gesprochen worden. Von Interesse ist gerade im Hinblick auf die chronisch gleichgerichteten Dauerbelastungen die Reaktionsweise des Individuums. Wer hat eine typische Reaktionsweise und reagiert normal und wer hat eine atypische Reaktionsweise und reagiert anormal mit den verschiedensten Krankheitssymptomen? Und weiter - da Herzkreislaufkrankheiten hier Thema sind - wer reagiert mit Herzbeschwerden und hat doch keinen organischen Befund, und wer wird erst durch den Herzinfarkt aus seinen Verpflichtungen gerissen und hatte keine Beschwerden?

Die Belastungen durch die Umwelt sind unter Umständen recht ähnlich, die den einen dann je nach den zugehörigen Verhaltensmuster zu einem Herzbeschwerdepatienten werden lassen und einen anderen mit einem anderen Verhaltensmuster wenig oder gar nichts empfinden lassen und unter welchen Belastungen und mit welchen Verhaltensweisen werden schließlich Infarkte produziert? Man muß sich doch wohl die Verhaltensvariablen und die Belastungsvariablen als eine Ergänzungsreihe vorstellen, bei der einen extremen Gruppe finden wir dann auch außergewöhnliche und für die Krankengruppe typische Verhaltensmuster und Interpretationen, die Belastungen spielen für diese Gruppe keine entscheidende Rolle. Für die andere Extremgruppe sind dagegen die mehr objektiven für die Krankheitsgruppe typischen Belastungen für den Ausbruch und Verlauf von zentraler Bedeutung.

Zu diesem Zusammenhang von Belastungen und in den in diesen Belastungssituationen entwickelten Verhaltensmustern und Interpretationen dieser Anforderungen und Belastungen und schließlich den verschiedenen Manifestationen von Herzkreislaufkrankheiten könnte ich aus dem Pretest einer Untersuchung berichten:

Die drei untersuchten Patientengruppen waren Patienten mit einer Apoplexie (befragt in der Weserberglandklinik in Höxter), Patienten mit einem Herzinfarkt und Patienten mit funktionellen Dyskardien ohne nachweisbaren organischen Befund (die beiden letzten Gruppen konnte ich mit der Unterstützung von Prof. HALHUBER und Dr. WERNER hier in Höhenried befragen) (Abb. 5). Je Patientengruppe wurden 30 Patienten befragt. Es waren unterschiedliche Verantwortungskategorien vorgegeben. Mehrfachnennungen waren möglich. Es zeigt sich, daß Herzinfarktpatienten häufiger als Dyskardiepatienten "Verantwortung" ankreuzten. Etwas Ähnliches finden Sie Herr THEORELL in Ihren Arbeiten auch?

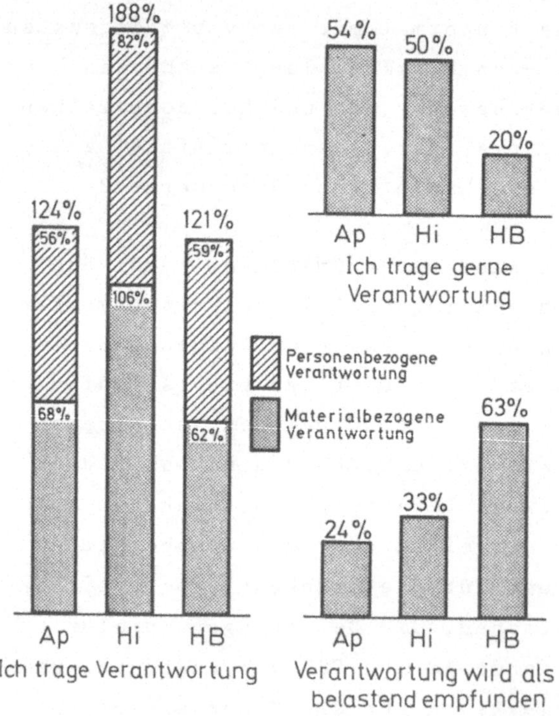

Abb.5. Verantwortung am Arbeitsplatz

Interessant ist nun der Unterschied zwischen den Herzinfarktpatienten und den Herzbeschwerdepatienten im Hinblick auf Quantität,
Qualität und die Einstellung zur Verantwortung. Herzinfarktpatienten tragen nämlich vorwiegend personengebundene Verantwortung,
also für Gruppen, für den Arbeitsablauf, für das Leben von Menschen, während Dyskardiepatienten verhältnismäßig häufig material-
bezogene Verantwortung tragen, nämlich Verantwortung für Maschinen,
für teure Materialien oder Geldbeträge. Zu diesem Qualitätsunter-
schied kommt der Unterschied in der Einstellung zur Verantwortung.
Herzinfarktpatienten sind sozusagen diejenigen, die alle Kon-
fliktschwierigkeiten und Belastungen verdrängen, während die Dyskardiepatienten als die sensiblen erscheinen, also diejenigen,
deren Reizschwelle niedrig ist, die also viele Symptome ihres
Körpers wahrnehmen, die aber auch die Belastungssymptome am
Arbeitsplatz eher wahrnehmen und Verantwortung eher als Belastung
empfinden. Patienten mit einem Herzinfarkt dagegen haben eine
erhöhte Reizschwelle, sie haben ja vor dem Infarkt häufig nichts
gespürt, sie sind vor dem Ereignis selten wegen Krankheit dem
Betrieb ferngeblieben (seltener als die Patienten mit funktion-
nellen Herzbeschwerden). In gleicher Weise scheint die Reizschwelle der Herzinfarktpatienten für Belastungen erhöht, denn
Herzinfarktpatienten empfinden ihre eher schwerwiegendere personengebundene Verantwortung seltener als belastend.

Um des 5 Minutenlimits willen wollte ich mich auf die Demonstration von zwei Kategorien beschränken.

Fragen wir jetzt nach dem Betriebsklima, so finden wir Ähnliches.
Herzinfarktpatienten sind wenig sensibel was die "Krankheits-
symptome" des Betriebsklimas anbetrifft. Sie empfinden das Betriebsklima häufiger als sehr gut und haben seltener Schwierigkeiten mit Vorgesetzten als diejenigen, die unter funktionellen
Herzbeschwerden leiden.

Nun zu Ihrer Frage nach der Statistik - ich habe hier nur die
Ergebnisse eines Pretestes vorgestellt (Abb. 6). Wir haben mit
sehr umfangreichem Fragebogenmaterial gearbeitet, das viele
Alternativantworten zuließ und können daher differenzierte

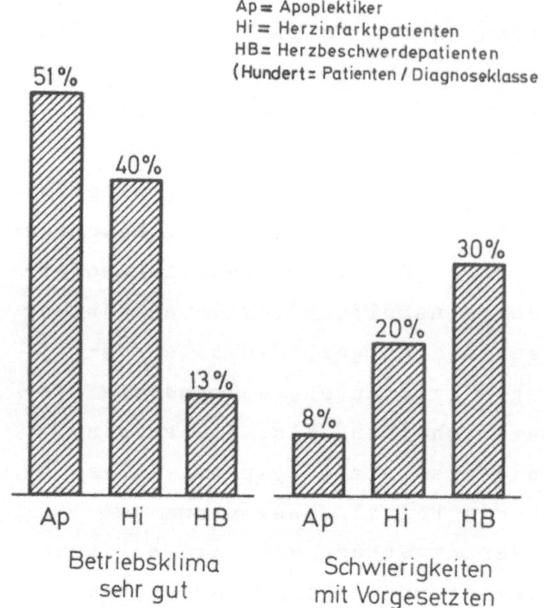

Abb.6. Indikatoren der Arbeitszufriedenheit

qualitative Aussagen machen. Bei der kleinen Probandenzahl eines
Pretestes sind dagegen komplizierte statistische Verfahren in-
adäquat und würden das Material überinterpretieren. Die Berech-
nungen sind zum großen Teil dankenswerterweise im Institut von
Herrn STOCKSMEIER durchgeführt worden, sowie im Institut für
klinische Psychologie von Prof. VAITL. Im Hinblick auf die Verfahren, die für die Untersuchung angewendet werden sollten, waren
wir uns einig. In dem nächsten Schritt an einer größeren Population hoffe ich, die hier aufgezeigten Verhältnisse wiederzu-
finden und durch eine differenzierte Statistik absichern zu
können.

STOCKSMEIER: Ich möchte jetzt einfach nur konstruieren, z.B. zur
Studie von Frau von FERBER: Der Herzbeschwerdepatient wäre kein
Herzbeschwerdepatient, sondern ein introvertierter Mensch von
vornherein. Und da er nicht so gern mit Menschen zu tun hat, hat
er sich mehr auf die Maschinen konzentriert. Dadurch hat er keine
Möglichkeit, den Stress, den er im Arbeitsbereich hat, im inter-

personellen abzureagieren. Folglich trägt er diese Verantwortung,
die er da hat, nicht so gern, weil er diese Stressoren nicht so
gut los wird und dementsprechend muß er logischerweise auch seine
Situation als eher unangenehm und als verantwortungsmäßig belastend empfinden. Des weiteren, da er als Introvertierter mehr
auf die Maschinen achtet, ist ihm das Betriebsklima, welches hier
ohnehin beschrieben werden sollte, ziemlich gleichgültig. Er hat
vielleicht deshalb Schwierigkeiten mit den Vorgesetzten, weil er
sich, da er "Chef" seiner Maschinen ist, einfach sowieso nichts
sagen lassen will.

Ich wollte Ihnen nur zeigen, daß man auch total anders interpretieren kann, denn hier ist die Herzbeschwerdesituation vielleicht
gar nicht wichtig, Sie können möglicherweise - das ist eine
Hypothese - bei allen Menschen, die mit Maschinen arbeiten, dasselbe finden. Ob es Rheumatiker, Herzbeschwerdeleute oder sonst
irgendwelche Patienten sind. Ich glaube, daß man aus dem Grunde
unbedingt von vornherein Ihren Ansatz mehrdimensional machen
müßte. Sonst passiert Ihnen genau dasselbe, was bei ROSENMAN und
FRIEDMAN geschah, daß sie nämlich monolithisch auf eine bestimmte
Hypothese hinwollten und sie dann auch bestätigt bekamen. Dies
erfolgt z.B. besonders durch Fortlassen so wichtiger Bereiche
wie Familie, Freizeit, psychische Konstellation etc.

VON FERBER: Ich gehe nicht davon aus, daß allein die überdauernden
Verhaltensweisen, also psychologische Charakteristika, bestimmend
sind; denn es gibt die Interaktion und Reaktion zwischen Verhalten
und den Bedingungen am Arbeitsplatz - darin stimme ich Herrn
STOCKSMEIER voll zu - die Belastungen werden also mit den Verhaltensweisen variieren und die Verhaltensweisen sind andererseits
von der Belastung geprägt. Ein Herzbeschwerdepatient, der sensibel
ist im Hinblick auf Überforderungen wird eben bestimmte Posten
oder Aufgaben nicht übernehmen; muß er sie dennoch übernehmen
empfindet er sie, entsprechend unseren Untersuchungsergebnissen,
häufiger als auferlegt.

Die Darstellung des funktionellen Herzbeschwerdepatienten als
introvertiert in dem Sinne, daß er jemand sei "der nicht so gerne

etwas mit Menschen zu tun hat", läßt sich durch unser Material nicht belegen, Im Gegenteil, auf die Frage "Was tun Sie, wenn Sie nervös sind? antworten Dyskardiepatienten signifikant häufiger "Ich versuche mit jemandem zu reden." Während Herzinfarktpatienten häufiger "Ich rauche eine Zigarette" ankreuzen. Und mit dem gleichen Trend stimmen Herzinfarktpatienten signifikant häufiger dem Item, "Ich finde über Krankheit sollte man <u>nicht</u> reden" zu; während Dyskardiepatienten meinen, man sollte darüber reden. In der gleichen Richtung werden weitere Items beantwortet (siehe auch LUBAN-PLOZZA, RICHTER und BECKMANN).

Ich glaube, daß ich von diesem Material ausgehen muß, um dann an den Arbeitsplatz gehen zu können. Ich muß erst einmal das Charakteristikum des Herzinfarktpatienten und das Charakteristikum des Herzbeschwerdepatienten kennen. Wenn wir die Krankheitsgruppen spezifischen Charakteristika dann aus den Ergebnissen des Pre-testes errechnet und zusammengestellt haben, werden wir sie in einer größeren Patientengruppe prüfen und werden sie an einer weiteren Sozialgruppe prüfen. Der Pretest beschränkte sich, wie gesagt, auf Versicherte der LVA, während wir die Hauptuntersuchung auch auf Versicherte der BfA, also auch Angestellte ausdehnen. Erst dann werden wir an den Arbeitsplatz gehen. Ich glaube, daß man eine Untersuchung in dieser Weise schrittweise planen soll und nicht mit dem letzten Schritt beginnen soll. Im übrigen haben wir uns bei dieser Untersuchung für den Sozialbereich Beruf und Arbeitsplatz entschieden und nicht für den Bereich Familie, weil hier bereits arbeitssoziologische und arbeitspsychologische Untersuchungen vorliegen, auf die wir uns stützen können, so daß wir bei einem Überwiegen einer Krankengruppe in einem Beruf, Arbeitsplatz oder Tätigkeitsbereich die Beziehung zur arbeits-wissenschaftlichen Literatur herstellen können.

<u>HALHUBER</u>: Zur Definition darf ich fragen: "Herzbeschwerdepatien-ten" sind für Sie Patienten mit funktionellen Herzbeschwerden ohne organischen Befund?

<u>VON FERBER</u>: Ja, es sind die von Ihnen sogenannten Dyskardiepa-tienten.

SCHAEFER: Meiner Meinung nach läßt sich die Unterscheidung zwischen Beschwerdepatienten und Befundpatienten nur mit größter Vorsicht anwenden, Es gibt eine ganze Reihe von Studien welche zeigen, daß die Validität der üblichen klinischen Feststellung von Herzbefunden doch verhältnismäßig gering ist, wenn man nicht etwa einen akuten Infarkt vor sich hat mit klaren Befunden im Elektrokardiogramm und in den Fermentwerten. Das ist eine "harte" Situation. Aber beim alten Infarkt ist das nicht so. Vom Beschwerdepatienten wird man nicht sagen können, daß seine Beschwerden nur funktionell sind. Dem würde ich also lebhaft widersprechen. Das kann so sein, muß aber nicht so sein, und man weiß nicht, bei wem es so oder so ist. Mit scheint, daß wir die Beschwerden der Patienten aufgrund einer Metaphysik der Klinik abdisqualifiziert haben, aber zu unrecht. Das Meßinstrument mit der höchsten Empfindlichkeit ist tatsächlich das subjektive Befinden des Menschen, denn dieses Meßinstrument antwortet auf einzelne Quanten, während alle anderen Instrumente viel gröber sind.

VON FERBER: Ich habe die Untersuchung hier im Haus machen dürfen und habe die hier als Herzinfarkt diagnostizierten Patienten und die als funktionelle Herzbeschwerdepatienten diagnostizierten untersucht. Ich habe die Diagnosen anhand der Krankenpapiere überprüft: Der Herzinfarkt wird zum Zeitpunkt der Befragung nachgewiesen durch Infarktresiduen im EKG, im weiteren ging in die Diagnose das typische klinische Infarktbild mit Enzymbild und typischem EKG des akuten Infarktes ein, wie es dem Arztbrief des erstbehandelnden Arztes entnommen wurde. Die funktionellen Herzbeschwerde- oder Dyskardiepatienten klagen über die typischen Herzbeschwerden (HALHUBER, BLOHMKE, ROSE), Patienten mit Veränderungen im EKG, die auf ein ischämisches Myokard hinweisen, wurden ausgeschlossen, ebenso Patienten, die irgendeinen organischen Herzbefund oder einen erhöhten Blutdruck aufwiesen.

HOFMANN: Ich hätte eine Frage an Frau VON FERBER, nämlich zum Statement, das sie gerade gemacht hat über die Herzinfarktpatienten. Nämlich, daß sie gesagt hat, die Herzinfarktpatienten, die keine Beschwerden vor ihrem Infarkt hatten, daß die ihre Symptome verdrängen. Welche Fakten hat sie, die sie zu dieser Aussagen berechtigen.

VON FERBER: Ich beziehe mich hier auf Untersuchungen von SEEMANN, Seydney COOG, DOTZANER. Die Frage, ob ich die psychosozialen Charakteristika der Herzbeschwerdepatienten und der Herzinfarktpatienten an Herzinfarktpatienten und funktionellen Herzbeschwerdepatienten prüfen kann, und warum ich die Charakteristika nicht gerade an den Personen, die sie tragen, erfragen soll, verstehe ich nicht. Solch ein Vorgehen hat doch nichts mit einer Konstruktion zu tun. Der Zufall kann insbesondere bei meiner gestuften Vorgehensweise, bei der ich die Charakteristika ja auf jeder Stufe erneut abfrage, sehr viel weniger eine Rolle spielen als bei irgendeinem anderen Verfahren. Außerdem ist ein in dieser Weise gestuftes und gezieltes Verfahren sicher rationeller und sehr viel billiger als ein "Schleppnetzverfahren".

KÖNIG: Ich möchte empfehlen, daß bei Untersuchungen, bei denen das Subjektive eine so große Rolle spielt und schwierig abzugrenzen ist, zumindestens das rein Kardiologische doch sehr präzis bestimmt werden sollte, sonst kommt man in Teufels Küche. Ich meine, vor allem bei prospektiven Studien sollte man auf die präzise kardiologische Diagnostik - ich möchte provozierend sagen, bis hin zur Koronarangiographie - größten Wert legen, weil man sonst keine Klarheiten bekommt.

VON HOLST: Frau VON FERBER, wir sind uns doch klar darüber, daß der Herzinfarkt letztlich eine pathophysiologische Reaktion ist, die psychogen ausgelöst werden kann. Sie haben hier über Untersuchungen des Betriebsklimas berichtet; aber da gibt es doch eine psychogene oder emotionelle Situation, der ein Mensch sicherlich mehr als 8 Stunden bei der Arbeit ausgesetzt ist; z.B. 8 Stunden Betriebsklima prima, 12 Stunden Klima zuhause "mies". Wie weit führt uns eine isolierte Berufsbetrachtung von Patienten, also eine Betrachtung nur eines Lebensbereiches? Da fehlen doch 16 Stunden, oder mehr?

VON FERBER: Ich habe mich beschränkt auf die Arbeitssituation, weil es sehr viel einfacher ist, die Arbeitssituation zu analysieren. Es gibt da schon sehr viele Vorarbeiten in der Betriebssoziologie und Psychologie. Andererseits ist es so, daß ich andere

Parameter ja auch untersucht habe; z.B. die Sprache: es zeigt sich, daß sich die Sprache der verschiedenen Probanden stark nach ihrem sozialen Status und nach ihrer beruflichen Tätigkeit richtet. Es ist also nicht einfach so, daß ich außer diesem Bereich das alles ausgegrenzt hätte, sondern ich habe den Beruf ins Zentrum gestellt, weil ich gefunden habe, auch in anderen Untersuchungen bestätigt finde, daß der berufliche Bereich stark charakterisierend für die Probandengruppe ist.

SCHAEFER: Man sollte nicht allzu skeptisch sein, wenn man die Arbeitssituation als ein Paradigma der Gesamtsituation des Menschen betrachtet. Das kann natürlich nicht immer stimmen und deswegen müßte man auch den privaten Bereich miterheben. Ich wollte aber doch noch zu Herrn KÖNIGS Bemerkung etwas Grundsätzliches sagen.

Sie haben natürlich im Prinzip recht, Herr KÖNIG. Aber Sie haben sicherlich definitiv nicht immer recht in der Praxis, denn man kann keine prospektive Epidemiologie mit Methoden machen, die auch nur annähernd einer modernen kardiologischen Diagnostik entsprechen. Das wäre weder finanziell möglich noch ist es dem Patienten zuzumuten. In einer prospektiven Studie z.B. Angiographie zu machen, wäre ein Verbrechen an der Menschheit. Es wäre natürlich schön, wenn es eine Kardioangiographie gäbe, die keinerlei Risiken hat und die die Patienten auch nicht nennenswert beeindruckt. Es wäre noch besser, wenn die Kardioangiographie wenigstens eine 100-prozentige Validität besäße, die sie leider keineswegs hat, so daß man mit ihr einen Fehler in die Studie hineinbringt, der genauso groß ist wie alle anderen Fehler auch. Es ist gerade in Schweden an Sektionsmaterial retrospektiv festgestellt worden, von LINDGREN und Mitarbeitern, wie gering die Validität etwa des EKG ist, wenn man nicht den akuten Zustand beobachtet. Vom akuten Zustand rede ich nicht, er ist der einzig harte Befund, über den man etwas aussagen kann. Aber wenn man einen Patienten hinsichtlich alter Infarkte einmal mit einem Fragebogen nach ROSE, einmal mit dem EKG und drittens auf dem Sektionstisch testet, dann ist die Validität des Fragebogens größer als die des EKG. Zugunsten des EKG möchte ich nur folgendes

sagen: Die hohe Validität des EKG als Prädiktor des kardialen
Schicksals alter Patienten ist offensichtlich hoch. Ich kann das
begreifen, denn die EKG-Abnormitäten können eigentlich bei der
heutigen Situation, wo es kaum noch Schäden durch Scharlach und
Diphterie gibt, in der Mehrzahl nur durch Durchblutungsstörungen
des Herzens bedingt sein, d.h., wir können die EKG-Abnormitäten
grundsätzlich mit hoher Validität der koronaren Situation zuschreiben. Dann hätten wir in der Tat im EKG einen Prädiktor,
der hart sein könnte. Auch er muß es dann nicht sein, wenn ein
akuter Anlaß, der noch nicht im EKG manifeste Veränderungen ge-
schaffen hat, trotzdem zu einer schweren Erkrankung, wenn nicht
zum Tode führt.

KÖNIG: Ich meine natürlich nicht, daß nur zum Zwecke einer prospektiven Studie eine Koronarangiographie gemacht werden muß. Ich
meine umgekehrt, man sollte zu diesen Studien nur Patienten heran-
ziehen, die besonders gut untersucht sind, und zwar aus dringender
Indikation.

SCHAEFER: Das kann man aber nicht. Das leistet keine prospektive
Studie, die finanzierbar ist.

KÖNIG: Doch, es gibt so viele Gruppen und Zentren, an denen diese
Koronarangiographie durchgeführt wird, daß es nur ein organisa-
torisches Problem ist.

HALHUBER: Herr KÖNIG, ich glaube, Sie sprechen von zwei verschiedenen Dingen. Herr Schaefer spricht als Epidemiologe und prospektiv und nicht nur von Infarktpatienten.

SCHAEFER: Retrospektiv hat Herr KÖNIG recht. Wenn man eine retrospektive Untersuchung in einer Klinik macht, dann kann man erwarten, daß sie gut durchgeführt ist. Ich würde auch hier der
Koronarangiographie bei weitem nicht den Stellenwert zubilligen,
den Herr KÖNIG ihr zubilligt. Ich glaube, man sollte diese Methode
tatsächlich aus dem Repertoire der Routineuntersuchung ausschalten. Ich weiß das aber nicht so genau.

<u>NÜSSEL</u>: Zur Frage der Verdrängung von Herzbeschwerden:

Diese Hypothese hatten wir auch und zwar im Rahmen des WHO-Herz-
infarktregisters sowie der WHO-Studie zur Prodromalsymptomatik
des Herzinfarktes. Es zeigte sich, daß 46% der Erstinfarktpa-
tienten und 41% der Re-Infarktpatienten in den letzten 4 Wochen
vor Eintritt des Herzinfarktes keinerlei Beschwerden hatten. Wir
glaubten, daß diese Daten durch sog. Verdrängungsmechanismen zu
erklären seien. Seit gut zwei Jahren versuchen wir nun die Beschwerden, ich möchte es mal so sagen, aus den Patienten heraus-
zufragen. Hierzu geben uns die Langzeitstudien sehr gute Gelegen-
heit, da wir die Patienten schon über zwei bis drei Jahre fast
alle drei Monate sehen. Jedes Mal werden die Patienten sehr genau
und immer wieder auch von anderen Ärzten nach ihren Beschwerden
gefragt. Dabei kam doch das heraus, was damals schon bei der
Registerstudie gefunden wurde und was ja in etwa auch von den
anderen 18 Zentren gefunden wurde. Das heißt also, ein großer
Teil der Herzinfarktpatienten hatte zumindest in den letzten
4 Wochen vor dem Infarkt keine Beschwerden seitens des Herzens.
Das gilt bemerkenswerterweise auch für die Infarktpatienten. Bei
diesen fiel lediglich zusätzlich auf, daß die Patienten Phasen
mit und ohne Beschwerden hatten, ohne daß sich dieser Wechsel erklären ließ. Inzwischen haben wir die "Verdrängungsvorstellung"
aufgegeben. Das heißt, wir meinen nicht mehr, daß Herzinfarktpatienten nur deshalb so relativ oft angeben, keine Beschwerden zu
haben, weil sie diese verdrängen. Heute meinen wir also, daß viele
Koronarkranke tatsächlich kaum Beschwerden haben und erst durch
eine plötzlich auftretende, oft dramatisch verlaufende Komplika-
tion auf ihr Leiden aufmerksam werden. Dies hat natürlich erhebliche Bedeutung für die Früherkennung. Wahrscheinlich ist es richtiger, aus Screening-Programmen die Fragen nach subjektiven Beschwerden ganz herauszulassen.

<u>STOCKSMEIER</u>: Bleiben wir beim Introvertierten von vorhin, bleiben
wir auch beim Vorurteil "Kommunikationsstörung". Dementsprechend
hat der Patient häufig Familienärger und daraus resultiert dann

alles mögliche. D.h. also, ohne daß man diesen Bereich z.B. mit
erfaßt, kann man überhaupt keine Schlußfolgerung wagen. Das ist
natürlich eine harte Behauptung. Ich glaube, die Singulärstudien
in vorgestellter Form, können wir heute gebrauchen als feasibility-
study, d.h. den Beweis, "daß der Ansatz geht.". Wir haben heute
die Datenverarbeitung, wir können heute mit Dingen innerhalb von
Minuten umgehen, die noch vor 20 Jahren 1, 2, 3 oder mehr Mann
zur Verrechnung erforderten über Jahre. Ich glaube, gerade in der
Sozialmedizin, wo wir unbedingt die Bereiche Psychologie, Soziologie und Medizin gleichermaßen berücksichtigen müssen, und die
Privat- und Berufssphäre betrachten müssen, geht es nicht mehr
ohne die Datenverarbeitung.

Sie ist verpflichtend und es sollten die Kommissionen, die
Gelder vergeben, in diesen Bereichen einfache Studien höchstens
noch als Feasibility Study, auf keinen Fall zu mehr zulassen,
um wirklich echt innerlich Fragen beantworten zu können. Zum
weiteren, Herr SCHAEFER, ich glaube z.B., es müßte möglich sein,
bei größeren Kollektiven eine einigermaßen standardisierbare
Ergometrie, die auch zumutbar ist, durchzuführen. Was wir leider
auch noch etwas zu wenig tun. Vielleicht, daß uns auch hier
die Isotopen etwas weiterhelfen in der Zukunft.

Sicher ist es so, daß wir in der Präventivmedizin tatsächlich
mit einfachen Methoden arbeiten können, aber im Endeffekt ist es
gerade für die Kardiologen, die fragen, was soll der ganze Psycho-
logen-Soziologen-Ballast, wichtig, daß zu deren Überzeugung ein
gewisser Rückhalt an bekannten Meßwerten erstellt wird und auch
Korrelationsbemühungen durch uns erfolgen müßten, selbst wenn
diese Methoden vielleicht nicht viel bringen werden.

BUTOLLO: Kann man die Studie von Frau VON FERBER nicht als das
nehmen, was sie zu sein beabsichtigt, nämlich als den Versuch
einer Deskription von Daten, die zu ganz bestimmten Hypothesen
gesammelt worden sind. Die inhaltliche Interpretation, vor allem
die Kausalinterpretation, ist dann eine andere Frage. Sie sollte

Gegenstand einer weiterführenden Studie sein, die auf dieser, der Hypothesenfindung dienenden Studie aufbaut. Und wenn hier geäußert wird, die Daten lassen keine Schlußfolgerung zu, dann muß ich die Frage stellen, ob denn diese kausale Schlußfolgerung in den anderen Studien möglich ist, die viel mehr Variablen gleichzeitig erfassen, die vielleicht auch wieder nach dem Ereignis Herzinfarkt in post-factum-Studien erhoben worden sind? Selbst wenn es Longitudinalstudien wären, ist damit noch immer kein zwingendes Argument gegeben, daß darauf eine Kausalinterpretation aufbauen kann. Die ist streng genommen erst möglich, wenn man die Ereignisträger in die Stichproben einstellt, ohne vorher das Ereignis und die Wirkungsfaktoren selbst schon zugeordnet zu haben, was in all diesen Studien nicht der Fall ist (siehe dazu die "Kriterien eines echten Experimentes" in BUTOLLO, 1977).

Ich möchte also auf diesen rein deskriptiven Aspekt zurückkommen. Wenn man diese Patienten spricht und ihre Geschichte kennt, so erscheint das von Frau VON FERBER gefundene Ergebnis recht plausibel. Es soll für differenziertere Hypothesenbildung die erste Voraussetzung darstellen. Das Argument, daß die medizinische Diagnose hier nicht präzis genug ist, würde nur zutreffen, wenn kein Ergebnis zustande kommt. Eine fehleranfällige Messung im Sinne eines relativ hohen Anteils von Zufallsereignissen kann keinen systematischen Fehler, also kein fälschlicherweise signifikantes Ergebnis bewirken. Wenn aber trotz hoher Fehlervarianz ein statistisch bedeutsamer Unterschied herauskommt, um so deutlicher muß der Effekt tatsächlich sein, der gefunden wurde. Wenn eine Diagnose zur Einstellung der Kriteriengruppe unpräzise ist, aber trotzdem ein Ergebnis zustande kommt, dann hat dieses sogar ein größeres Gewicht. Die Voraussetzung dabei ist, daß alle anderen Einflüsse konstant sind oder zufällig variieren, also der Meßfehler kein systematischer ist.

Ich möchte auch etwas zu der "Verdrängungs"-Hypothese sagen und dabei auf eine Analogie hinweisen, die im Bereich der Phobien zu

finden ist. Patienten mit funktionalen Herzstörungen und solche
mit Agraphobien haben vieles gemeinsam. Wir haben an verschiedenen
Formen von Phobien (extreme Angstzustände) die Beobachtung gemacht, daß systematische Unterschiede in der Körperwahrnehmung
bzw. Wahrnehmung autonom-nervös gesteuerter Prozesse bestehen -
ähnlich wie sie hier hinsichtlich funktioneller und organischer
Herzbeschwerden berichtet wurden (VON FERBER; NÜSSEL). Bei Mono-
phobien (z.B. Tierphobien, Ängste vor ganz bestimmten äußeren
Reizen) ist das "Nach-Innen-Horchen" und die Erwartungsangst
bezüglich autonom-vegetativer Extremreaktionen deutlich geringer
als bei Agraphobien und den sogenannten freiflutenden Ängsten,
die eine große Ähnlichkeit mit funktionellen Herzstörungen haben.
Dieser Unterschied, der vielleicht Ausdruck divergierender
"kognitiver Stile" im Umgang mit dieser Erregung ist, scheint
mir ein lohnendes Forschungsobjekt. Damit sollte der etwas schil-
lernde Begriff mit der Verdrängung von Herzbeschwerden eher unter-
suchbar werden. Bislang erinnert seine Verwendung hier eher an
eine Immunisierung von Hypothesen, die eigentlich falsifiziert
wurden: wenn etwas, was da sein "sollte", nicht gefunden wird,
ist es eben "verdrängt" worden - anders formuliert, Infarktpatienten "sollten eigentlich" Herzbeschwerden haben, wenn sich das
nicht finden läßt, "müssen" sie vom Patienten eben "verdrängt"
worden sein. Derartige "Erklärungen" passen zwar immer, haben
aber keinen Erklärungswert. Das nur als Ergänzung am Rande.

LEVI: Wir haben eben diskutiert, wieweit man sich auf diagnostische Möglichkeiten verlassen kann. Ich möchte eine dieser Schwierigkeiten illustrieren. Wir haben einen Versuch gemacht, Leute
drei Tage und drei Nächte lang wachzuhalten. Diese haben ununter-
brochen gearbeitet, ohne Ruhe und ohne Schlaf, aber unter streng
kontrollierten Verhältnissen. Niemand wurde krank, nichts Gefähr-
liches passierte, aber sehen Sie das EKG. Sie haben die EKGs vor
den Experimenten links, und wenn Sie dann die fünfte Abteilung
sehen, also die zweite Linie von unten, dann sehen Sie ein ganz
normales EKG, vollständig normal. Es war ein Kriterium, um überhaupt einmal zu dieser Studie zugelassen zu werden, aufgenommen

bei der gewohnten Arbeit also. Nach einigen Tagen Wachsein sehen
Sie, wie es dann aussah; ein klar pathologisches EKG. Nach "nur"
ein paar Tagen Wachsein, nichts anderem. Keine Infektion, keine
große Traumata, nichts Dramatisches, aber doch dramatische EKG-
Veränderungen! Da kommt also ein Patient zu Ihnen, erzählt Ihnen
aber nichts über seine Schlaflosigkeit während mehrere Nächte, was
sagen Sie dann allein auf Grund des EKG über den Patienten? Nach
einigen Tagen Schlaf sehen Sie, daß das EKG wieder normal wird.
Das zeigt doch unsere Schwierigkeiten mit "zuviel glauben" an
die Laboratorien-Diagnostik.

Dann möchte ich etwas über die "Stressoren in der Arbeitswelt"
sagen. Wir haben ziemlich viel herumdiskutiert, und ich finde,
daß man auch etwas Generelles darüber sagen soll, bevor wir
das Thema verlassen. Was ruft eigentlich Stress hervor im Arbeitsleben und außer dem Arbeitsleben?

<u>Erstens</u>: glaube ich "<u>schlechte Passform</u>", schlechte Passform
zwischen Mensch und Umwelt, und die schlechte Passform in drei
Hinsichten.

a) zwischen den Fähigkeiten des Menschen und den Anforderungen
   der Umwelt,
b) den Bedürfnissen des Menschen und den Möglichkeiten der Umwelt,
   und
c) den Erwartungen des Menschen und der erlebten Wirklichkeit,
   der erlebten Wirklichkeit, nicht der objektiven Wirklichkeit.

Der Mensch bekommt weniger als er erwartet, oder wenigstens
erlebt er, daß das der Fall ist. Der Schuh und der Fuß passen
nicht zusammen. Ob es dann am Schuh oder am Fuß liegt, ist eine
systemanalytische Frage, die oft vergessen wird.

<u>Zweitens</u>: <u>Rollenkonflikte</u>. Wir haben viele gleichzeitige Rollen.
Wir sind Väter, wir sind Mütter, wir sind Brüder, wir sind Schwe-
stern, wir sind Eltern, wir sind tätig in verschiedenen Berufen
usw. Und zwischen diesen verschiedenen Rollen, wie wir alle aus
unserem eigenen Leben wissen, kommen oft Konflikte. Man muß
gleichzeitig hier sein und mit den Kindern etwas machen, oder

mit der alten Mutter, oder im Arbeitsleben etwas machen, man
kann nicht gleichzeitig mehrere Sachen, wenigstens geographisch
auf mehreren Seiten, mehreren Plätzen sein.

Drittens: Rollenmängel. Man hat keine Rolle, oder man hat keine
klare Rolle, man weiß nicht, selchen Sinn das Leben oder das
Arbeitsleben hat. Warum arbeitet man eigentlich? Nur um Geld zu
verdienen, nur um nicht zu verhungern? Vielleicht hat man überhaupt
keinen Lebenssinn, z.B. wenn man in den Ruhestand übergeht. Man
hat nur für das Leben gearbeitet, für die Arbeit gelebt und
plötzlich verschwindet die Arbeit und man ist ganz ohne Rolle.
Und schließlich die zu schnellen Veränderungen. Ich glaube, nie
in der Weltgeschichte hat sich so viel so schnell geändert wie
jetzt, die sozialen Rollen, die sozialen Institutionen und die
sozialen Normen. Und auch das muß berücksichtigt werden. Ich
glaube, daß diese vier generellen Stressoren im Arbeitsleben und
im Leben außerhalb der Arbeit nicht vergessen werden dürfen.

WEIDEMANN: Ich möchte noch einmal auf die Frage der EKG-Unter-
suchungen zurückkommen und Herrn SCHAEFER fragen, ob sich seine
Kritik an der Vadilität des EKG auch auf das Belastungs-EKG, auf
das pathologische Belastungs-EKG bei Patienten mit koronarer
Herzkrankheit bezieht, auf Patienten, die eindeutige horizontale
deszendierende ST-Senkung haben. Es gibt auch eine Reihe von
Studien, die die geringere Lebenserwartung dieser Patienten
nachweisen, und um diese Patienten haben wir uns ja sehr häufig
zu kümmern.

SCHAEFER: Ich kann nur dazu sagen, daß in unseren eigenen Untersuchungen die Belastung nicht mehr sehr viel ergeben hat. Sie
hat eigentlich nur 5% mehr geschafft, und das ist auch ungefähr
die Ziffer, die in Amerika gefunden worden ist. Es gibt aber
verhältnismäßig wenig prädikative, prospektive Studien zu dieser
Frage. Jedenfalls kenne ich die Zahlen nicht gut genug. Ich könnte
mir schon vorstellen, daß das Belastungs-EKG einen gewissen
Informationswert hat. Aber trotzdem ist das EKG insgesamt wenig
valide. Ich glaube, das muß man einsehen, mindestens, wenn es
retrospektiv an Leichenmaterial mit anderen Methoden zur Erfas-

sung eines stattgehabten Infarktes verglichen wird. Man muß aber
auch sehr deutlich unterscheiden zwischen der Infarktsituation
und der Angina pectoris. Es sind zwei verschiedene Dinge. Die
subjektive Angina pectoris korreliert sehr hoch mit der ST-Senkung,
aber auch da gibt es Diskrepanzen, d.h. beide Methoden sind nicht
vollkommen identisch. Wie überhaupt, wenn ich das zu Herrn
BUTOLLO sagen darf, der Schluß von Korrelationen auf Kausalzusammenhänge grundsätzlich nie geht. Es gibt keine Möglichkeit,
Kausalzusammenhänge zu postulieren, indem man Korrelation feststellt. Aber das gibt es auch in der klassischen Naturforschung
nicht. In der klassischen Naturforschung kann man nur feststellen,
daß ein Phänomen mit dem anderen Zusammenhänge hat. Ob die Phänomene kausal korreliert sind, ergibt sich aus einem übergreifenden
Modell des betreffenden Prozesses. Wir können also nur Modelle
durch Beobachtung testen, und diese Modelle bleiben so lange
gültig, wie nicht Beobachtungen ihnen widersprechen. Selbst in
dem Falle, daß sie widersprechen, ist nicht immer gesagt, daß das
Modell nicht stimmt, es kann auch sein, daß das Modell nur irgendwelche Tatsachen nicht berücksichtigt hat, die zusätzlich eingebaut werden müssen. Diese Situation, die für alle naturwissenschaftlichen Studien zutrifft, ist erst recht für epidemiologische
Studien gültig. Das wird allzu leicht vergessen.

STOCKSMEIER: Zur Frage der Gruppe und der Signifikanz; man muß
Gruppen nur groß genug machen, um Signifikanzen zu bekommen, nur
die haben dann inhaltlich keine Relevanz mehr, und da sieht man
auch schon die weitere Problematik bei der Korrelationsstatistik.
Zur Frage der Beweisführung für EKG: Ich möchte hinweisen auf
das coronary drug-project in den Vereinigten Staaten, wo sich
in dem simplen Ruhe-EKG die T-Welle als eine der wichtigsten
Prädiktoren für KHK ergab. Weiter möchte ich darauf hinweisen,
daß der wichtigste Prädiktor zur Vorhersage eines baldigen Todes
bei unserer Infarktstudie die Ergometrie war.

Ich möchte also vorschlagen, daß auch dann, wenn die Bestimmung
als solche problematisch ist, und wenn auch zu den pathologischen
Sektionsbefunden und dem EKG nicht immer hohe Korrelationen bestehen, daß dann doch zumindest in den Statistiken der Perspektive,

die vorher Herr BUTOLLO anschnitt, beachtet werden soll. Es kann
eine Meßmethode auch schlecht sein, wenn sie Gruppen eindeutig
unterteilt, und diese Unterteilung eindeutig zu bestimmten
therapeutischen Strategien oder Motivationsstrategien führen,
dann hat sie ihre Sinnfälligkeit.

HALHUBER: Wir kommen zum Punkt "Partnerschaft und Familie als
Stressor" soweit dazu Fakten, die quantifizierbar sind, vorliegen.

SCHAEFER: Es gibt einige Literatur, die schon ziemlich alt ist
und 1956 anfängt. Wir haben uns einmal den Scherz gemacht, eine
Epidemiologie der Epidemiologen aufzustellen, d.h. wir haben
einfach festgestellt, mit welchen Methoden wer wann was gefunden
hat. Dabei sieht man, daß ungefähr 50 solche Epidemiologien
existieren, und daß sie ab einem bestimmten Datum dazu neigen,
andere Ergebnisse zu bekommen. Dennoch ist es so, daß Sorgen und
Belastungen des Menschen, gleich wie sie aussehen, also sicherlich
auch familiäre Sorgen und Belastungen, einen verhältnismäßig
klaren Einfluß auf die koronare Situation zu haben scheinen, mit
all den Vorbehalten, die ich gerade eben betont habe. Man kann
natürlich eine Kausalkette zwischen den beiden erst nachweisen
durch eine umfassendere Theorie, wie ich sie versucht habe gestern
darzustellen. Wenn ein Mensch unentwegt Sorgen hat, hat er einen
erhöhten Sympathikustonus, hat veränderte Hormonverhältnisse,
wie das z.T. aus den Untersuchungen aus Stockholm hervorgeht. An
der Tatsache solcher Korrelationen kann man nicht zweifeln, und
sie lassen sich überdies in einem Modellschema interpretieren.

VON EIFF: Die einzigen Studien, die ich auf diesem Gebiet kenne,
sind Studien, die die Sowjets gemacht haben bezüglich Hypertonie.
Sie haben eine ganze Gruppe Menschen für eine ganz bestimmte Zeit
bis zu 6 Monaten in Sanatorien getan, in denen nun das gesamte
Leben von morgens bis nachts geregelt war und überprüft wurde.
Die Patienten haben während dieser Zeit keine antihypertensiven
Medikamente bekommen und es hat sich gezeigt, daß der Blutdruck
signifikant während dieser Zeit gesenkt werden konnte. Als die
Patienten dann in ihre Familien zurückgekehrt sind, ohne daß die
berufliche Arbeit wieder aufgenommen wurde, stieg der Blutdruck

wieder auf die Werte vor dem Sanatoriumsaufenthalt, so daß also
hier sicher, ohne daß dabei eine soziologische Studie gemacht
wurde, gesagt werden kann - rein empirisch,- daß die Lebenssitua-
tion - Partnerschaft und Familie - hier sich sicherlich auf
das Blutdruckverhalten ausgewirkt hat.

Kardiologische Diagnostik, das ärztliche Gespräch, kardiologische Intensivstation als Stressor?

<u>LEPPER</u>: Ich möchte zuerst ein Statement abgeben zum Thema: Kardiologische Diagnostik als Stressor.

Soweit ich aufgrund langjähriger Beschäftigung mit Infarktpatienten einen Überblick über deren Ängste, die sicher als Stressoren zu bewerten sind, habe, kann ich sagen, daß kardiologische Diagnostik, soweit es sich um invasive Diagnostik handelt, für den Großteil der Patienten sicherlich angstauslösend und damit als Stressor anzusehen ist. Bei der invasiven Diagnostik scheint mir die Koronarangiographie erhebliche Ängste auszulösen, wobei es nach meinen Erfahrungen weniger der Eingriff als solcher ist, sofern er von einem gut eingespielten Team ausgeführt wird, als alles das, was vorher und nachher und während des Eingriffs von dem Patienten aufgenommen und angstvoll verarbeitet wird. Die Beschreibung eines verhältnismäßig differenzierten Patienten über seine Erlebnisse in Zusammenhang mit der Koronarangiographie soll für viele andere Klage stehen, die uns in den letzten Jahren erreicht haben. Dabei mußten wir immer wieder feststellen, daß die genaue Erklärung des Angiographiebefundes und die Vorführung des Filmes sicher mehr angstauslösend, und zwar mit einer Dauerangst, als erzieherisch wirken. Von verschiedenen Seiten wurde uns mitgeteilt, daß die Darlegung der Stenosen und auch der Verschlüsse den Patienten motivieren sollten, seine Risikofaktoren zu sehen und abzubauen. Wir konnten in unseren Gruppenstunden, in denen sich die Patienten etwas freimütiger als sonst zu den Dingen äußern, feststellen, daß die Ängste so massiv waren, daß sie nach Einblicknahme in den Film erschreckende Vorstellungen hinsichtlich ihrer Beschwerden entwickelt haben. Sobald eine Stenokardie begann, haben sie sofort an den Film gedacht und damit gerechnet, daß es einen erneuten Verschluß geben könnte, die Angst hat dann

in vielen Fällen die Stenokardie verstärkt und mußte mit hoch-
dosierten Nitropräparaten behandelt werden, häufig ist es sogar
zur Krankenhauseinweisung, oder zumindest zum Appell an den Notarzt gekommen. Sicher sollte dem Patienten eine Erklärung über
die Ergebnisse des invasiven Eingriffs gegeben werden, aber wir
sind aufgrund der Erfahrungen doch eher der Ansicht, sehr zurück-
haltend hinsichtlich der Information zu sein, um auf jeden Fall
eine Ängstigung zu vermeiden. Auch der Hinweis der Patienten
"mir können Sie alles sagen", ist im allgemeinen zwar ein Ausbruch nach vorne, aber in Wirklichkeit eigentlich nie so gemeint.
Auch bei den schriftlichen Äußerungen können die Patienten noch
erheblich traumatisiert werden, wenn es nämlich in der Beurteilung
der Chirurgen heißt "eine Operation ist bei dem Befund nicht
mehr möglich".

Aufgrund unserer Erfahrungen mit den Patienten, möchten wir
dringend dazu raten, zwar zu dokumentieren, daß aufgrund der Befunde der Koronarangiographie eine Operation keine wesentliche
Besserung erbringen kann und daher nicht geraten wird, aber das
"mehr" doch bitte wegzulassen, um die Aussichtslosigkeit den
Patienten nicht zu dokumentieren, es hilft ihnen in keiner Weise.

Und nun zu der Kasustik, die sicherlich für viele eine ähnliche
Bedeutung hat.

Herr H.G. hatte 1974 einen Infarkt, war anschließend zu einem
Heilverfahren. Dort wurde im Rahmen der Fragestunde hinsichtlich
der Koronarangiographie eine Komplikationsrate von 0.03 - 0.05%
diskutiert, während andere Ärzte und mehr oder minder kompetente
Sachverständige ihm gegenüber von einer Komplikationsrate von
8 -10% gesprochen haben. Schon diese Diskrepanz hat ihn seiner-
zeit, nach dem 1. Herzinfarkt, hinsichtlich der Durchführung einer
Koronarangiographie erheblich verunsichert. Nun, es kam im Januar
76 der 2. Herzinfarkt und er wurde für eine Koronarangiographie
vom Akutkrankenhaus aus angemeldet und zwar sollte die Aufnahme
in die II. Pflegeklasse erfolgen. Beim seinem Eintreffen in der
Klinik war ein Bett in der II. Klasse nicht vorhanden und da der
Eingriff nur 2-3 Tage dauern sollte, hat er sich mit einem 4-Bett-

Zimmer einverstanden erklärt. Bei der Aufnahmeuntersuchung hat
er dem Stationsarzt gesagt, daß er so viel ungutes und risiko-
reiches über die Angiographie gehört habe, daß er schlechtweg
einfach Angst hätte. Daraufhin hat ihm der Stationsarzt geantwortet: "Wissen Sie, Angst haben sie alle, doch hinterher sehen
die meisten ein, daß sie unbegründet war, denn so schlimm ist das
nicht." Außerdem wurde ihm erklärt, das Team, das bei ihm den
Eingriff vornehme, wäre sehr geübt, außerdem würden alle Vorsichtsmaßnahmen für Eventualitäten getroffen sein, er könne also ganz
beruhigt alles über sich ergehen lassen. Nachmittags kam der
Stationsarzt und ließ sich das Formular zur Genehmigung des Eingriffes unterschreiben. Eine halbe Stunde später kam eine Schwester mit einem zweiten Formular zur Unterschrift. Der Patient
sagte ihr, er habe bereits das Formular unterschrieben. Daraufhin
sagte die Schwester wörtlich: "Dieses zweite Schreiben ist dafür
da, daß Sie keine Regressansprüche stellen, wenn der Eingriff
schiefgeht, da ja jeder Tausendste das nicht übersteht." Der Patient fand diese Bemerkung sehr ermutigend; er schilderte: "Der
Eingriff wurde nun nicht wie vorgesehen am 2.3., sondern erst am
3.3. durchgeführt, die Verschiebung hat mich sehr nervös gemacht,
zumal ich in dem Zimmer mit den anderen Patienten zusammen lag,
die mit ihren Beschwerden nicht zu meiner Aufheiterung beitrugen.
Am 2.3. war schönes Wetter, und da der Eingriff noch nicht vorgenommen wurde, besuchte ich meine Frau und wir gingen spazieren.
Bei der Rückkehr zur Klinik fuhr aus dem Untergrund der Klinik
gerade der Leichenwagen heraus, im Zusammenhang mit dem Hinweis
der Schwester bei der Vorlage des zweiten Formulars zur Unterschrift, fragte ich mich beunruhigt, ob ich nun der Neuhundertneu-
undneuzigste, der Tausendste, oder der Tausendeinste Patient
wäre. Beim Eingriff selbst mußte ich die nicht übereinstimmenden
Meinungen des Oberarztes und der Spezialärztin für den Katheter
hinsichtlich der Kontrastmittelwahl mit anhören. Später kam der
Hinweis, ein Katheter sei zu kurz, die anderen beiden hatten zu
wenig Spannung, es wurde sich dann darüber unterhalten, daß es ja
ganz alte Katheter seien und daß man doch vielleicht einen neuen
nehmen könne, alles Bemerkungen, die mich sehr beunruhigt haben.
Als ich dann weiterhin darüber unterrichtet wurde, daß meine
Untersuchung doppelt solange dauere als sonst, da meine Aorta

gekrümmt sei und erweitert und überhaupt alles vorläge, was sonst
noch der Fall sein könne, kam die Bemerkung eines Arztes, 'er
zeigt uns wirklich alles was es gibt, sehen sie da den Kalk'. Mein
Hausarzt war bei der Untersuchung auf meine Bitte hin dabei."

Das scheint an sich eine Hilfestellung zu sein, die sicher den
wenigsten Patienten bei einer Angiographie zuteil wird. Nun, je
einflußreicher die Stellung eines Patienten ist, desto eher werden
ihm derartige Konzessionen gemacht.

Weiter in der Darstellung des Patienten: "Während der Angiographie
wurde mir schlecht und ich äußerte das, ich befürchtete einen
neuen Infarkt zu bekommen. Frage des Arztes: 'Hat er ein Isoket
bekommen? Die Frage wurde verneint von einem anderen Arzt. Daraufhin warf mir der Röntgenarzt eine Isokettablette in den Mund. Ich
kann Tabletten sowieso schlecht schlucken und ich bat um Flüssig-
keit, da die Tablette mir im Rachenraum hängengeblieben war. Auf
diese meine Bitte bekam ich zwar nichts zu trinken, aber den Hinweis 'Sie müssen hinterher sowieso viel trinken, um das Kontrast-
mittel auszuspülen'. Derselbe Arzt meinte während des Eingriffes
an mich gewandt, da ich vom Fernsehen sei, müßte ich doch etwas
gegen die unqualifizierten Angriffe der Presse gegen die Ärzte-
schaft unternehmen, das tue ich gerne. Am Freitag, den 5.3. wurde
ich um 6.30 Uhr geweckt, nachdem ich mit 4 Adumbran endlich ein-
geschlafen war. Die Schwester veranlaßte mich aufzustehen, da
das Bett gebraucht würde. Die Abschlußbesprechung war dann um
10.30 Uhr. Ich habe den Stationsarzt gebeten mir zu sagen, wie
ich mich bis zur Aufnahme in Höhenried verhalten sollte. Die
Antwort: Schauen Sie, daß Sie keinen 3. Herzinfarkt bekommen. Um
11.30 Uhr verließ ich dann die Klinik. Als ich am 6.3. alles
noch einmal überdachte, bekam ich einen schweren stenokardischen
Anfall und meine Frau mußte den Notarzt rufen, der mir Spritzen
gab. Obwohl ich heute darüber lachen kann und alles als Erlebnis
abzutun versuche, erlebe ich alles, was im Zusammenhang mit dieser
Koronarangiographie geschah, als Wachtraum und als Alptraum
beim Schlafen."

Mit dieser Darstellung meine ich gezeigt zu haben, wie wichtig
es wäre, bei Eingriffen, die durchgeführt werden, wenn der
Patient bei vollem Bewußsein ist, hinsichtlich aller Meinungs-
verschiedenheiten und Kritiken an Material oder Vorbehandlungen,
möglichst Stillschweigen zu bewahren, weil sicher aus dem Pro-
tokoll dieses Patienten zu ersehen ist, wie ängstigend derartige
Äußerungen auf den Patienten wirken.

Nun ein weiteres Statement zu dem Thema "Das ärztliche Gespräch
als Stressor.

Aufgrund unserer langjährigen Gruppenarbeit mit Infarktpatienten
müssen wir mit Sicherheit sagen, daß ärztliche Gespräche häufig
als Stressor wirksam sind. Sicherlich hängt die Möglichkeit,
in einem ärztlichen Gespräch den Patienten zu ängstigen, nicht
nur von der Gesprächsführung des Arztes, sondern auch von der
Empfindlichkeit und Unsicherheit des Patienten ab. Dazu folgende
Kasuistik: Es handelt sich um zwei Patienten, G.A. und W.P.,
beide 45 Jahre alt, beide Schreiner von Beruf. Beide hatten einen
HW-Infarkt von etwa gleich großer Ausdehnung. Beide fanden Aufnahme in einem Krankenhaus. Bei der Entlassung des ersten Patienten bei relativem Wohlbefinden, wurde ihm vom Stationsarzt gesagt,
"nun Herr A., wir sehen uns dann in 1 Jahr beim nächsten Infarkt
wieder." Erfolg, es ging dem Patienten 1/2 Jahr gut, danach
saß er nur noch mit der Hand am Puls und wartete auf den 2. Infarkt, der sich dann in Form eines schweren stenokard. Anfalles
nach genau 1 Jahr bemerkbar machte. Nun, es erfolgte wieder
Einweisung in das Krankenhaus, ein neuer Infarkt konnte nicht
festgestellt werden, wohl aber ein lang anhaltender, schwer zu
beeinflussender stenokard. Anfall. Nach der 2. Entlassung wurde
ihm gesagt, "nie mehr arbeiten, sich schonen und Rentenantrag
stellen." Herr A. kam dann zu einem Rehabilitationsheilverfahren
zu uns. Rentenantrag hatte er bereits gestellt, obwohl die Befunde (Ergometrie bis 100 Watt, wobei nur 2 Wattstufen für den
Patienten erkenntlich waren, keine pathologischen Veränderungen
im EKG und auch Telemetrie ohne pathologische Veränderungen)
relativ gut waren, konnten wir mit unseren Gesprächen keinen
Eingang zu einer Motivationsänderung beim Patienten erreichen.

Er war auf seine Rente fixiert, er hatte die Warnung im Krankenhaus aufgenommen und für sich als Richtlinie betrachtet. Wir haben
hier beobachten können, daß er zwar abends im Schloß keinen Tanz
ausließ, sehr vergnügt und munter war, aber sofort blass wurde,
wenn er das Wort Arbeit hörte, ein Ergometerfahrrad sah, oder
sich von Arzt oder Schwester beobachte fühlte. Wir haben uns mit
dem Patienten große Mühe gegeben und haben versucht, ihn für einen
Wiedereintritt in das Berufsleben zu motivieren, zumal er noch
kleine Kinder hatte, die versorgt werden mußten. Es ist uns nicht
gelungen. Bei einem Arbeitsversuch an einer neuen Arbeitsstelle
bekam er sofort stenokard. Beschwerden und wir mußten diese Patienten wegen seine Neurose dann berenten. Seine Ängstlichkeit
und seine negative Lebenseinstellung hat sich allerdings auch
nach der Berentung nicht wesentlich verändert. Die Ehefrau hat
uns späterhin einmal mitgeteilt, daß das Leben mit diesem klag-
samen Mann eine rechte Qual sei.

Nun zu dem Patienten W.P.: Er ist uns besonders im Gedächtnis ge-
blieben, weil er unser erster Patient war, der zum Anschlußheil-
verfahren nach Höhenried kam. Folgender Vorgang im Akutkrankenhaus: Nach damaliger Auffassung lag der Mensch, der einen Infarkt
durchgemacht hatte fest im Bett, auch unser Patient. Nach 3
Wochen kam die Chefvisite und es wurde unter den Ärzten an seinem
Bett darüber gesprochen, ob er nicht ein Versuchsfall für Höhenried sei. Ich habe den Patienten später gefragt, was er sich
dabei gedacht habe und er hat mir geantwortet, "nun ich dachte
die LVA und die Krankenkasse wollen sicher Geld sparen." Es wurde
weder vom Patienten gefragt, noch wurden ihm von den Ärzten Erklärungen über diese Äußerung gegeben und er hat bei seiner absolut positiven Einstellung zu allem was geschah, sich auch keine
sonderlich beängstigenden Gedanken gemacht. Es geschah dann wieder
3 Wochen nichts. Nach 6 Wochen war der Patient zwar noch nicht
aufgestanden, aber die erneute Chefvisite an seinem Bett führte
zu der Frage an ihn, "sind Sie bereit, heute Nachmittag nach
Höhenried zu fahren." Nochmal, der Patient war noch nicht aufgestanden.

Nun, Herr W.P., positiv wie immer, sagte ja, wurde in ein Taxi gesetzt und fuhr nach Hause. Dort ist er zunächst mal zusammengebrochen, was ja auch nicht anders zu erwarten war und seine Frau hatte nun die Wahl, ihn entweder wieder ins Krankenhaus zu bringen, oder ihn nach Höhenried zu bringen. Sie hat sich zu letzterem enschlossen und so kam der Patient mit dem Auto hier an, wir mußten ihn mit der Bahre am Auto abholen und ihn zunächst einmal ins Bett legen. Nach wenigen Tagen haben wir ihn von unseren Krankengymnastinnen zunächst im Bett mobilisieren lassen, wir ließen ihn dann langsam aufstehen.

Von dem Moment an als er das Bett verlassen durfte, mußten wir uns nur darum bemühen, daß er in seiner positiven und fröhlichen Art nun nicht unbedingt über das Ziel hinaus geschossen ist, er erholte sich zusehends, fühlte sich von Tag zu Tag besser, konnte dann langsam mit Bewegungstherapie ansteigend belastet werden. Nach 6 Wochen fühlte er sich völlig beschwerdefrei, er wurde noch arbeitsunfähig entlassen und hat nach weiteren 6 Wochen seine berufliche Tätigkeit als Schreiner wieder aufgenommen, wir sehen ihn etwa einmal im Jahr. Es sind jetzt 5 Jahre vergangen und er ist völlig beschwerdefrei wie am Tag der Entlassung.

Diese beiden Kasuistiken habe ich nur gezeigt, um darzustellen, wie weitgehend die Stressorwirkung ärztlicher Gespräche auf den Patienten doch auch von seiner eigenen Haltung abhängen, denn bei diesem letzten Patienten wäre sogar ein RE-Infarkt verständlich gewesen.

Die ärztlichen Gespräche können in zweierlei Hinsicht als Stressoren wirken. Ein Patient, der wegen seiner pectanginösen Beschwerden zum Arzt kommt, über Schmerzen klagt, die in den Arm ausstrahlen und der dann mit einer Rheumasalbe aus der ärztlichen Praxis entlassen wird, ist über seine anhaltenden und nicht endenwollenden Schmerzen auch nach Einreibung mit der Salbe sicher genau so gestresst wie ein anderer Patient, der über ähnliche Beschwerden klagt, bei dem sogleich ein EKG geschrieben wird und der Arzt mit kummervollem Gesicht zu ihm sagt, das EKG sei gar nicht in Ordnung und damit den Liebeskummer eines jungen Patienten

somatisiert. Auch andere Stressorwirkungen ärztlicher Gespräche
sind möglich, z.B. der Patient klagt über Herzklopfen, Pulsunre-
gelmäßigkeiten und ähnliches. Es wird ein EKG geschrieben, aufgrund des EKG's sagt der Arzt dem Patienten, das EKG sei völlig
in Ordnung, es gäbe zwar gelegentlich Extraschläge, aber die
seien mit Sicherheit nervös bedingt und eine Herzerkrankung läge
mit Sicherheit nicht vor. Es ist verständlich, daß eine derartige
Erklärung allein schon nicht zur Beruhigung eines Patienten mit
einer Herzphobie ausreicht, noch weniger aber, wenn gleichzeitig
mit dieser Erklärung Medikamente verordnet werden, auf deren
Waschzettel der Patient dann lesen kann, daß sie besonders wirksam bei Angina pectoris sind und zur Vorbeugung vor einem drohen-
den Herzinfarkt gute Dinge leisten. Diese Information durch das
Begleitschreiben beim Medikament, haben für den Patienten die
Wirkung, daß er glaubt, der Arzt hätte ihn nur beruhigen wollen
und in Wirklichkeit wäre er schwer krank und müßte mit einem
Infarkt rechnen.

Derartige Erzählungen waren in unseren Gruppenstudien nicht selten.

Weitere Kasuistik: Herr G.W., 48 Jahre alt, kein erlernter Beruf,
Gapelstaplerfahrer, 27 Jahre bei der gleichen Firma, verheiratet,
schulpflichtige Kinder. Infarkt im Februar 75, Anschluß-Heilver-
fahren in Höhenried. Während dieser Zeit wegen pectanginöser Beschwerden Koronarangiographie. Ergebnis: Koronarsklerose, großes
Aneurysma. Bei der Entlassung aus der Klinik ist die Konferenz
mit den Chirurgen noch nicht erfolgt, daher haben wir den Patienten
zunächst arbeitsunfähig entlassen, haben mit dem Betrieb gesprochen, und konnten erfahren daß eine Kündigung für ihn nicht vorgesehen ist und haben ihm gesagt, daß wir ihn dann über die Entscheidung der Chirurgen unterrichten würden. Zuhause hat er sich
zunehmend belastet, es ging ihm verhältnismäßig gut, so daß er
zu mir kam, um mich zu fragen, ob er nicht wieder anfangen könne
zu arbeiten. Von den Chirurgen habe er noch nichts gehört.

Ich habe ihm versprochen, mich um die Entscheidung der Chirurgen
zu kümmern und ihm dann darüber Bescheid zu geben. Bei Rückfrage
nach den Entschlüssen hinsichtlich einer evtl. Operation, bekam

ich die Nachricht, daß zur Operation dringend geraten würde, das
war im Herbst 1975 und daß der Operationstermin für Juni 1976
festgesetzt ist. Bei Kenntnis der Labilität dieses Patienten
schien mir dieser Zeitraum viel zu lang und die Wartezeit für den
Patienten zu belastend. Ich habe mich daraufhin mit den Chirurgen
persönlich in Verbindung gesetzt und es wurde der Operationstermin um 3 Monate vorverlegt. Vor der Operation hatte der Opera-
teur ein Gespräch mit dem Patienten und seiner Frau, wobei folgende Information stattfand. Das Aneurysma wurde mit Blutsack
übersetzt und der Chirurg hat dem Ehepaar gesagt, der Blutsack
sei so groß, daß er platzen könne und deshalb gäbe es nur eine
Chance für den Patienten, das sei eben die Operation, dabei würde
der Blutsack beiseitigt, außerdem würden Umgehungsstraßen angelegt,
die dann zu völligem Wohlbefinden führten, ohne Operation habe
der Patient keinerlei Überlebenschancen, soweit die Information.
Kurze Zeit darauf fand die Operation statt, dabei stellt sich
heraus, daß das Aneurysma so klein war, daß eine Resektion nicht
möglich und vor allem nicht nötig war, Bypasse konnten nicht angelegt werden, weil das Kaliber der Gefäße so dünn war. Man hat
also wieder zugemacht, ohne daß Veränderungen vorgenommen worden
wären. Über diesen Ausgang der Operation wurde der Patient dann
unterrichtet. Nach seiner Entlassung aus dem Krankenhaus verfiel
er in eine schwere Depression, denn er saß zuhause und wartete
nun auf seinen Tod. Wir haben uns dann von hier aus sehr darum
bemüht, ihn zu einem erneuten Heilverfahren in unsere Klinik zu
bekommen. Während seines Hierseins haben wir versucht, ihn aus
seiner Verzweiflung herauszubringen und ihm wieder etwas Lebens-
mut zu vermitteln. Kontaktaufnahmen mit seiner alten Firma haben
dazu geführt, daß man eine ganz leichte Tätigkeit für ihn wirklich extra erfunden hat, in der er sich aufsichtsführend um
Tennisplätze und Gartenanlagen kümmern kann und im Winter im
Wägelchen Akten von einem Zimmer zum anderen rollen darf. Mir
schien diese Vereinbarung mit seiner alten Firma so ungeheuer
wichtig, damit er ein bißchen abgelenkt wird und nicht nur an
seine Krankheit und an sein baldiges Ende denkt. Einen Rentenantrag haben wir ihn natürlich stellen lassen, zumal die Aus-
steuerung aus der Krankenkasse bevorstand, wir sind aber der
Meinung, daß dieser Rentenantrag nur als Berufsunfähigkeitsrente

genehmigt werden sollte und daß diese Halbtagstätigkeit in seiner
alten Firma für das weitere Schicksal des Patienten von großer
Bedeutung sein wird. Wir hoffen, daß ihm diese Halbrückkehr in
ein normales Leben gelingen wird. Da er erst vor wenigen Tagen
bei uns entlassen wurde, können wir noch nichts über endgültige
Erfolge dieser Schritte sagen.

Wieder ein Patient im Gespräch mit dem Chirurgen vor der Operation:
Herr J. Sch., 55 Jahre alt, Infarkt im Mai 1969, während der Arbeit beim Bierabladen plötzlich starke Schmerzen in der Herzgegend,
in den linken Arm ausstrahlend, Atemnot, Schweißausbruch, noch
nach Hause gefahren, abends wurde der Arzt gerufen, dieser gab
Spritzen. Am 11.5. in der Praxis EKG, von dort sofortige Krankenhauseinweisung, 16 Wochen stationär. Im September/Dezember nochmals stationär, Behandlung bis zum Januar 70, dann krankgeschrie-
ben, auf Veranlassung des Hausarztes EU-Rente beantragt. Diese
wurde im Februar 70 bewilligt bis Mai 72. Im Juni 1971 Aufnahme
zum 1. Heilverfahren, für die Zeit nach Auslaufen der EU-Rente
hatten wir Verbindung mit dem Arbeitsamt aufgenommen, um eine
leichte Tätigkeit für ihn zu erreichen, die Vermittlung wurde
uns zugesagt zu einem Zeitpunkt, als die Rezession noch nicht
Schwierigkeiten machte. 1972 war der Patient wieder zum Heilverfahren bei uns, damals ging es ihm besser, allerdings bestanden
immer noch deutliche pectanginöse Beschwerden. Zwischen dem 1.
und 2. Heilverfahren bei uns ist es dem Patienten deutlich besser
gegangen, er bekam dann einen 2. Infarkt, danach wesentlich mehr
Beschwerden, z.T. auch stark psychogen überlagert wegen extremer
familiärer Zusatzbelastungen. Wir haben eine Koronarangiographie
bei dem Patienten durchführen lassen, die eine schwere Koronarsklerose ergeben hat, die Chirurgen haben eine Operation abge-
lehnt.

Dagegen wurde aufgrund der erheblichen Beschwerden eine EU-Rente
auf Dauer gewährt. Eine erneute Koronarangiographie wurde auf
Veranlassung des Hausarztes durchgeführt, sie ergab denselben
Befund, aber eine andere Konsequenz. Es wurden andere Chirurgen
gefragt und von diesen zur Operation dringend geraten. Dem Patienten wurde gesagt "Wenn Sie sich nicht operieren lassen,

sind sie in 14 Tagen tot, wenn sie sich aber operieren lassen,
können wir ihnen noch 5 Lebensjahre erhalten". Nach dieser Aussage wurde er im Krankenhaus zur Operation aufgenommen, er wurde
dort aber nicht innerhalb von 14 Tagen operiert, sondern er hat
dort zunächst 6 Wochen gelegen, bis man ihn dann operiert hat, so
daß er die Zeit nach Ablauf der 14 Tage extrem ängstlich betrachtet
hat. Er ist im Mai zu einem erneuten Heilverfahren bei uns gewesen.
Die Beschwerden haben sich zwar aufgrund der Operation gebessert,
d.h. die Stenokardien sind nicht mehr so häufig und nicht mehr
so massiv, dagegen ist die Aussage der zu erwartenden 5 Lebensjahre
so dramatisch, daß dieser an und für sich sehr vernünftige und
verständige Mann mir gesagt hat, daß er bei jedem Monat, der
vergeht, immer wieder an die 5 Jahre denken müsse, obwohl er sich
sagen würde, daß das mit den 14 Tagen ja auch nicht gestimmt
hätte, infolgedessen das auch mit den 5 Jahren nicht stimmen
müsse und trotzdem bedeute es für ihn eine so schwere Belastung,
daß er nachts davon träumte. Also mit Sicherheit ärztliches
Gespräch als Stressor. Diese Kasuistik könnte ich weiter fort-
führen und ich möchte meinen, daß Ärzte bei ihren Gesprächen
mit den Patienten daran denken sollten, wie wichtig für diesen
die Aussage des Arztes ist, je höher seine Position desto wichtiger die Aussage. Der Hausarzt, wenn er Vertrauensperson ist,
hat einen hohen Stellenwert für den Patienten, ein bißchen abhängig davon, ob seine Empfehlungen für den Patienten angenehm,
oder weniger angenehm sind. Die Aussagen des Stationsarztes sind
im Akutkrankenhaus für den Patienten maßgebend, wenn der Professor kommt, sind dessen Aussagen wichtiger und gewichtiger
und es ist ein großes Unglück, wenn die Mitteilungen von gemeinsam behandelnden Ärzten sich in grundlegenden Dingen widersprechen. Diese Ängstigung kann kaum ein Patient, ohne Schaden
zu nehmen, überstehen.

Kontroversthemen sollten dem Patienten als solche verständlich
gemacht und damit entschärft werden. Als Beispiel hierfür wäre
die Behandlung mit Antikoagulantien zu nennen, wobei bereits die
Lehrmeinungen divergieren.

Ich fasse zusammen: In dieser Kasuistik, die den Teilnehmern vor Beginn des Werkstattgesprächs zugesandt worden ist, wurde nachgewiesen, daß sowohl das ärztliche Gespräch, als auch diagnostische Eingriffe bei manchen Patienten massive und nachhaltige Ängste erzeugen, die als Stressoren gewertet werden müssen. Im ärztlichen Gespräch sollte dem Patienten die Diagnose so interpretiert werden, daß er die Zusammenhänge verstehen kann, daß aber jede Ängstigung, die der Patient nicht verarbeiten kann, unbedingt vermieden werden sollte. Ich habe darauf hingewiesen, daß die Darstellung als "Blutsack, der jederzeit platzen kann" beim Patienten Ängste erzeugt, die ihn in seine Träume verfolgen und jede körperliche Aktivität unmöglich machen. Am Beispiel der "Angina pectoris" wollte ich zeigen, daß diese Diagnose den Patienten deshalb so ängstigt, weil er sie auf dem Totenschein von Vater und Mutter gelesen hat, ohne zu wissen was damit gemeint war. Wenn er nun vom Arzt für seine Beschwerden die gleiche Diagnose genannt bekommt, dann entsteht bei ihm Todesangst. Wenn die Patienten in unseren Infarktgruppen mit ängstlicher Miene sagen: "Ich habe auch Angina pectoris", dann fragen wir immer: "Was ist das?" Die Antwort auf diese Frage lautet mit ziemlicher Regelmäßigkeit: "Das weiß ich nicht." Allein die Erklärung, daß Angina pectoris nichts anderes heißt als Brustenge, bedeutet für den Patienten schon eine Hilfe und Erleichterung, die auch bestehen bleibt, wenn wir ihn über die möglichen Ursachen für dieses Symptom unterrichtet haben. Es ist mein Anliegen daran zu erinnern, daß unsere Umgangssprache für unsere einfachen Patienten unverständlich ist und daß diese Sprachbarrieren Ängste erzeugt, über die der Patient meist nicht zu sprechen wagt.

Die Kasuistik brachte außerdem die Mitteilung eines Patienten über seine Erlebnisse, seine Gedanken und seine Ängste während eines kurzen Krankenhausaufenthaltes zur Durchführung einer Koronarangiographie. Es sollte gezeigt werden, daß der Patient alles aufnimmt, was um ihn herum vor sich geht und es auf seine Weise interpretiert. Welches Trauma nebensächliche Äußerungen beim Patienten auslösen können, ist den Untersuchern nicht bekannt.

<u>VESTER</u>: Ich glaube, wir müssen bei der Frage nach den "Stressoren durch Diagnostik, durch Behandlung," noch sehr viel weiter zurückgehen als in ihrem Effekt auf Erwachsene. Ich habe mich in den letzten Jahren etwas intensiver mit der frühkindlichen Entwicklung befaßt und auch mit den dort wirkenden Stressoren. Wir haben ja in München einige Leute, die darüber sehr viel gearbeitet haben, Herr HELLBRÜGGE und andere. Und da ist es doch wohl so, daß der stärkste diagnostische und Behandlungseingriff am Menschen im Moment der Geburt erfolgt. Und hier, in der Art Geburt, wie wir sie heute in den Kliniken durchführen, liegt nach vielen Beobachtungen eine der gravierendsten Prägungen durch eine Summation von Stressoren. In dieser ersten Lebenszeit, wo in unserem Gehirn die verschiedenen Verknüpfungen zwischen Hypothalamus und allen noch wachsenden Neuronen sich ausbilden und wo je nach den Sinneswahrnehmungen entsprechende Prägungen, auch anatomische Prägungen stattfinden, wird wahrscheinlich enorm gesündigt. Es mag sein, daß wir hier in der Tat Menschen fabrizieren, die von vornherein in einer Weise geprägt sind, die wir überhaupt nicht unter Kontrolle haben. Es sind zum Beispiel in Frankreich von LEBOYER Untersuchungen gemacht worden über einen anderen Typ der Geburt, die sanfte Geburt. Eine sanfte Einführung in das neue Leben, die vergleichbar ist mit der erwähnten Einführung des Patienten in eine schwierige Diagnose oder in eine Operation. Und ausgerechnet die Einführung des Neugeborenen in diesen für ihn völlig fremden Planeten - so als wenn wir plötzlich auf den Mars kämen - die erfolgt heutzutage, zum Teil eben aus diagnostischen Gründen so, daß das Kind sofort abgenabelt wird, erst einmal schreien muß, an den Beinen gehalten und geklopft wird, dann wird es gebadet, gemessen und gewogen. Alles bei hellem Licht, unter fremden Geräuschen, fremden Wahrnehmungen. Statt daß man den fremden Planeten durch möglichst vertraute Elemente einführt, ihn so "erlernbar" macht (und nicht zur abzuwehrenden Konfrontation). Das hieße aber, daß man das Kind auf den Bauch der Mutter legt, daß man es nicht gleich abnabelt, sondern abwartet, bis die Nabelschnur aufgehört hat zu pulsieren, damit es den Hautkontakt und den elektrostatischen Kontakt hat, den es von vorher kennt. Weiter, daß keiner spricht außer der Mutter, deren stimmliche Vibrationen es ja ebenfalls kennt, daß der Raum abgedunkelt ist usw., obgleich

hier also gravierende Stressoren vorliegen, glaubt man, die übliche Behandlung vornehmen zu dürfen, weil man meint, das Kind kriegt ja doch nichts davon mit, ist ja geistig noch völlig passiv. Es ist aber gerade beim Säugling so, daß sein Organismus mehr mitbekommt, als der Erwachsene, weil dort die Perzeptionen aus der Außenwelt sich in anatomischen Verdrahtungen des Gehirns niederschlagen, während das beim Erwachsenen nur die "software" betrifft, die man nachher vielleicht noch einmal korrigieren kann. Auf diesen wichtigen Punkt, daß die Prägung der zerebralen Verdrahtungen ganz früh stattfindet, was fast alle Problemkreise hier betrifft, möchte ich ganz deutlich hinweisen. Denn vieles, mit dem wir uns hier beschäftigen, mag vielleicht an solchen vorbereitenden Prägungen liegen.

SCHAEFER: Zunächst möchte ich Frau LEPPER rückhaltlos zustimmen. Ehe nicht fast alle Menschen, die in Ihrer Position sind, so sprechen wie Sie, bleibt die Situation schwierig. Die Diagnostik sollte meiner Meinung nach in jedem Falle darauf geprüft werden, ob sie eine echte Handlungsanweisung an den Arzt enthält oder nicht. Wenn wir also diagnostizieren, ohne daß für den Patienten wesentliche Konsequenzen gezogen werden, haben wir unsere Diagnostik falsch angewandt. Das muß um so härter überlegt werden, je einschneidender der diagnostische Prozeß ist, bei einer Koronarangiographie z.B.

Auch ist noch niemals erwiesen worden, ob etwa eine Bypass-Operation eine nennenswerte Verlängerung des Lebens bewirkt. Ich darf auch auf die Gefahr hinweisen, die durch den Elektrounfall im Krankenhaus, gerade bei diagnostischen Eingriffen mit Kathetern entsteht. Es gibt da eine große Sammlung von Fällen. Was da zusammenkommt, ist erschreckend. Für die einzelne Klinik mag das falsch sein, aber im großen und ganzen ist die Zahl der Todesfälle durch diagnostische Prozeduren nicht zu vernachlässigen. Sie müssen bedenken, daß es sich um Stromstärken handelt, die in der Größenordnung von wenigen Mikroamp. liegen.

KÖNIG: Das ist natürlich ein sehr weites Feld und ich möchte mich bemühen, nur das dazu zu sagen, was zu dem Thema gehört. Aber

eine Zwischenfrage sollten Sie mir erlauben. Sie sagen, Herr
SCHAEFER, die Todesrate durch Elektrounfälle in Kliniken sei
enorm hoch, das müssen Sie bitte präzisieren. Sie sprachen dann
nämlich von Strömen, die durch das Herz gehen, und meinen vermutlich eine Defibrilation.

SCHAEFER: Nein, diagnostische Prozeduren durch Einführung von
elektrisch betriebenen Kathetern und Instrumenten.

KÖNIG: Aber eine Zahl müssen Sie schon vorlegen, denn das ist
ja eine ganz erhebliche Aussage, die Sie hier treffen, ohne sie
zu präzisieren. Ich glaube, das kann man nicht.

SCHAEFER: Ich bin hier nicht vorbereitet, diese Zahlen zu nennen.
Die Daten stammen fast alle aus amerikanischen Hospitalen. In
Amerika werden Elektrounfälle durch diagnostische und therapeutische Prozeduren sehr ernst genommen. Die Zahl ist so groß, daß
man mit Recht darauf hinweisen muß, daß man Vorsichtsmaßnahmen
ergreifen muß, um in Hospitälern gerade diese Form des Elektro-
unfalls zu vermeiden.

„Stress" in den Medien und durch die Medien

HALHUBER: Jetzt möchte ich Herrn VESTER bitten, daß er uns von seinen Erfahrungen mit seiner Fernsehsendung und seinem Buch über Stress berichtet. Da es sich um eine Mitteilung über den psycho-sozialen Stress in den Medien und durch die Medien handelt, also um einen Bereich, in den wir sonst selten Einblick haben, sollten wir ihm doch mehr Zeitraum zubilligen.

VESTER: Da es hier ja um Medien geht, habe ich mich entschlossen, auch ein Medium mitzubringen, nämlich sehr viele Dias, die jedoch im einzelnen nicht sehr lange stehen sollen.* Betrachten Sie sie als Sequenzen, als Abläufe. Aus ihnen soll ein bißchen mehr sprechen als man sonst vielleicht verbal sagen kann. Als erstes will ich Ihnen eine Stressforschung zeigen, von der Sie wahr-scheinlich gar nichts wissen, die jedoch sehr intensiv betrieben wird, z.B. bei der Firma SIEMENS, wo es um Werkstoffe geht, z.B. Kunststoff-Isoliermaterial, das ja auch echt unter Stress stehen kann, d.h. unter Anspannung und Anpassungszwängen. In diesem Sinne ist also Stress, um das einmal so zu sagen, ein ganz gene-relles naturwissenschaftliches Phänomen. Das nächste Dia zeigt ein unter stärkerer Spannung stehendes Plastikmaterial, das gerade anfängt zu zerspringen. Wir kommen nun, wenn Sie so wollen, in die Phase der nicht mehr möglichen Anpassung und schließlich in die Erschöpfungsphase, wo ein Material endgültig bricht und nicht mehr plastisch reagieren kann. Nun zum eigentlichen Thema.

Ich habe in meiner Öffentlichkeitsarbeit versucht, von zwei Seiten den Stress zu behandeln und auch abzubauen, einmal von der Seite

---

* Die Bilder, von denen hier die Rede ist, sind ebenfalls in dem Buch "Phänomen Stress" zu finden.

der Leute, die innerhalb der Medien unter Stress arbeiten. Hier
ist der Hauptstress der Konfliktstress mit der Zeit. Wir haben
in den ganzen Medien von der Zeitung bis zum Fernsehen den Konfliktstress zwischen "Kreativsein" auf der einen Seite und "Ter-
mingebundensein" auf der anderen Seite. Zu einem bestimmten
Termin muß einfach etwas Kreatives fertig werden. Eine Forde-
rung, die sich selbst widerspricht, weil wir unter Stress natürlich normalerweise starke Denkblockaden haben, die jegliche Kreativität verhindern aufgrund der zerebralen Ausschüttung von Anti-
Transmittern und ähnlichen Vorgängen, so daß man in solchem Falle
dafür sorgen muß, daß z.B. ein Fernsehteam sich trotz Terminzwang
entstressen kann. Die andere Seite ist die, wie man einem Zuschauer eine aufklärende Information wirkungsvoll nahebringen kann.
Sie sahen jetzt schon ein paar Bilder, die Ihnen die Atmosphäre
unseres Studios zeigen. Einige Herren kennen es sogar, Herr HAL-
HUBER war da, Herr SCHAEFER war auch dort gewesen. Die Konzeption
dieser Antistress-Studios sollte beiden dienen, den Zuschauern
wie den Mitwirkenden. Damit der Zuschauer gerne hinschaut, mußten
zwei Dinge gleichzeitig passieren. Es mußte ein entstressendes
Gefühl der Vertrautheit vermittelt werden und auf der anderen
Seite doch Neugierde geweckt werden. Das haben wir dadurch gelöst,
daß wir sehr vertraute Einzelelemente, mit denen man sich wohl
fühlt, die man kennt, die natürlich sind, wie Pflanzen, Holz,
Korbmöbel, Teppiche, Stoffe, Sand, Steine, verwendet haben, die
wir dann aber in einer ganz ungewöhnlichen Weise zusammenstellten.
In diesem Studio sehen Sie einen Sandstrand im Wohnzimmer, da
liegt ein großer Stein drin, ein Baum ragt durch Fenster, viele
Pflanzen, ein Torbogen, eine Teppichkuhle im Fußboden. Alles
Dinge, die an und für sich vertraut sind als Einzelelemente,
aber die in dieser Zusammenstellung sehr ungewöhnlich sind. So
war also der Zuschauer, wie wir aus den vielen tausend Zuschrift-
ten gemerkt haben, schon allein durch die Dekoration angelockt,
die Sache weiter zu verfolgen, aber dies durchaus im Gefühl, er
wird betreut, er ist in einem vertrauten Milieu.

So jetzt können wir mit den nächsten Dias mal ein bißchen durch
dieses Milieu wandern. Die Szene mit den Bevölkerungspyramiden
passierte z.B. in diesem Sand, und man dachte, man ist in der

Wüste, die Kamera zieht auf und man ist wieder im Studio, also
wieder im Mutterleib sozusagen. Hier diese Palme stand ebenfalls
im Studio. Von ihr ausgehend haben wir dann einige Urlaubsgegenden
gezeigt, wie sie für die verschiedenen vegetativen Typen zur Entspannung vorteilhaft sind. Das nächste Dia zeigt eines der Stress-
experimente, die wir gemacht haben. Hier z.B. mit dieser Riesen-
krabbe, die mein Sohn in Guadalupe gefangen hatte, und mit der
nun meine Tochter, die hier meine Assistentin spielte, erschreckt
wurde. Es lag uns daran, nicht nur einfach Messungen und Daten
vorzubringen, sondern zu versuchen, dem Zuschauer selber eine
Angstsituation klarzumachen. Das nächste Dia zeigt dann diese
Angstsituation, wobei die Versuchsperson an verschiedene Meßin-
strumente angeschlossen war. Da ist einmal die Messung des Milch-
säuregehaltes im Blut, dann hatten wir selbstverständlich EKG
und EEG angeschlossen, ebenso den Hautwiderstand. In einer anderen
Untersuchung wurde die Veränderung der Pulswellengeschwindigkeit
gemessen, die natürlich noch viel subtiler ist. Wir haben immer
in einem Originalversuch vorher die Meßdaten auf Band aufgenommen,
so wie sie zum Beispiel bei der ersten Konfrontation mit dieser
Krabbe zustandekamen. Natürlich mußte man das vom Filmischen her
wiederholen und noch einmal wiederholen, und die Sequenz, die
nachher am Schneidetisch als die beste ausgesucht wurde, war natürlich meist nicht die erste, bei der der Vorgang in Wirklichkeit
passiert war. Im nächsten Dia sehen Sie keinen Stressversuch,
sondern das Umgekehrte, eine Meditationsübung im Sinne der trans-
dezendralen Meditation, über die ja inzwischen mehrere wissenschaftliche Arbeiten erschienen sind. Es gibt Messungen über die Abnahme
der Milchsäure bei der Meditation, oder die Senkung des Hautwider-
standes, die ja auch ein deutliches Indiz ist für eine angespannte
vegetative Lage. Wenn der Hautwiderstand heruntergeht, so bedeutet
das, daß die Hautfeuchtigkeit zunimmt, im extremen Fall also Angst-
schweiß; wenn der Hautwiderstand dagegen ansteigt, die Haut also
trockener wird, kann das Entspannung bedeuten.

Alle Messungen wurden innerhalb des Studios gemacht, im "Mutterleib" des Studios, damit der Zuschauer nicht dadurch irritiert
wurde, daß er sich plötzlich in einer ganz anderen Welt befand,
wo diese Messungen gemacht werden, sondern daß dies alles inner-

halb der Moderation passiert. Im nächsten Dia sehen Sie ähnliche
Messungen, wie Sie über längere Zeit in Heidelberg durchgeführt
worden waren z.B. die Messung von Tachykardien beim Anschauen
eines Fernsehspiels. Das wurde auch im Studio original durchgeführt. Wir fanden sogar Extrasystolen hier. Vor allem das Nicht-
abbauen des Stress, was vorhin bei der Bewegungstheorie anklang,
wurde hiert betont. Wir haben ja beim aufgeregten Zuschauer vor
dem Fernsehschirm eine Lokomotive im Stand, die sich selbst nicht
bewegt, aber doch innerlich so mitmacht, als wenn sie in diesem
Fußballspiel beteiligt wäre. Das nächste Dia zeigt das unsinnige
Essen beim Fernsehen, was natürlich oft zu einer völlig anderen
Verfassung der Magenschleimhaut führt, als sie eigentlich zum
Essen nötig wäre. Sobald Furchtgefühle mit im Spiel sind, haben
wir z.B. einen Rückgang der Magensaft- und Speichelproduktion,
also genau das Gegenteil, was beim Essen der Fall sein sollte. Es
ist ja so, daß ursprünglich in der freien Wildbahn dem Essen fast
immer ein Angriff vorausgeht, man muß eine Beute erhaschen, eine
Frucht ergreifen, so daß dabei im Sinne einer antizipierenden
Konditionierung bei Agressionsgefühlen eine verstärkte Aktivität
der Magenschleimhaut vorliegt; bei Furcht natürlich nicht. Bei
Fluchtvorgängen unter Angstgefühlen, Spannung und Aufregung, da
neigt man eher im Extrem zu Brechreiz, zur Abwehr vor Nahrung, und
das ist natürlich bei einem Krimi oder Fußballspiel der Fall, so
daß das Fernsehen beim Essen sicher keine günstige Situation ist.

Das nächste Dia zeigt ein weiteres Beispiel für Meßmethoden, die
wir auf diese Weise versuchten, dem Zuschauer klarzumachen. Hier
wird ein Flackerlicht einwirken gelassen. Eine sehr effektive
Methode, um Streßsituationen zu erzeugen. Da reicht schon eine
Minute Flackerlicht mit einer Frequenz von 8-12 Hz pro Sekunde
aus, um einen ausgesprochenen Stresszustand zu erzeugen, der dann
zum Beispiel an der Gefäßverengung oder an der Adrenalinausschüt-
tung meßbar ist. Man kann übrigens mit Flackerlicht Leute so weit
bringen, daß sie schwindlig werden, daß sie umfallen. Man hat Experimente gemacht, die zeigen, daß es möglich ist, mit Hilfe von
Flackerlicht Demonstrationen aufzulösen, selbst mit unsichbarem
Infrarot-Flackerlicht und auch mit Hilfe von Infraschallschwin-
gungen, die gar nicht gehört wurden. Die Leute waren völlig

ahnungslos. Die wußten gar nicht, weshalb sie plötzlich aus dem
Häuschen gerieten, gar nicht mehr zurechnungsfähig waren. Solche
starken Einflüsse gibt es also tatsächlich über ein gar nicht
bewußt wahrgenomenes Medium. Und das bringt uns zu einem Punkt,
den ja das Fernsehen selber betrifft.

Wir haben auch beim normalen Fernsehen eine Überstrapazierung
bestimmter Gehirnzentren, die mit der Zusammensetzung der Licht-
punkte beschäftigt sind. Ähnlich wie im Groben beim Flackerlicht.
Man muß sich einmal klarmachen, daß wir 25 Bilder in der Sekunde
haben und 625 Zeilen pro Bild, d.h. an die 15 000 getrennte Impulse, die unser Hirn letztlich zu einem einheitlichen Bild verarbeiten muß. Darüber sind in der letzten Zeit Untersuchungen gemacht
worden, vor allem in USA und Australien, wobei man feststellte,
daß unsere Gehirnverschaltungen durch das Medium Fernsehen in
einer sehr einseitigen Weise überbeschäftigt ist, so daß das Ur-
teilsvermögen, welches in der rechten Hirnhäfte stattfindet, gar
nicht mit dem Gesehenen mitkommt, weil diese rechte Hirnhäfte mit
der Farbkomposition der Bilder beschäftigt ist. Eine ganz interessante Untersuchung, die noch fortgeführt wird.

Das nächste Dia zeigt die Messung der Pulswellengeschwindigkeit,
die am Augapfel und an der Hauptschlagader gemessen wird. Das
Zeitintervall wird hier also untersucht, eine Methode, die von
KLEIN in Wien angewandt wird. Hier können wir schon auf einen
Klingelreiz von 70 Dezibel sofort eine Veränderung der Pulswellengeschwindigkeit feststellen. Im nächsten Dia sehen Sie auch ein
wenig die dramaturgische Mischung, die ich mit diesen Filmen
versucht habe, um dem Zuschauer sowohl zu interessieren als auch zu
entspannen, kleine Portion Erotik, das Anheimelnde dieses Sand-
kastens, so daß das, was er hier als neue Information verankert,
mit anderen möglichst angenehmen Dingen zusammen assoziiert wird,
die ihm wiederum aus seinem Alltagsleben vertraut sind. Das ist
ein Effekt, den ich grundsätzlich in unseren Studien zum Lern-
prozeß empfehle, weil nach dem Unterricht die Verarbeitung des
Stoffes nur weitergehen kann, wenn der Stoff mit Dingen assoziiert
ist, die im täglichen Leben eine Rolle spielen: Verknüpfung mit
der Realität zur automatischen Konsolidierung des Gelernten. Wenn

nicht, geht nach dem Unterricht die Klappe runter, die Dinge
werden nicht mehr assoziiert und eine langdauernde Speicherung,
eine Konsolidierung im Langzeitgedächtnis bleibt aus.

Natürlich haben wir zum Thema "Stress und Lernen" auch Rattenver-
suche dargeboten. - Nicht im Original natürlich - etwa den bekannten Versuch, wo Ratten zunächst so konditioniert werden, daß
sie beim einem bestimmten Signal auf eine Taste drücken, und wo
diese Konditionierung, die normalerweise nach ein paar umgekehrten
Lernversuchen (nämlich wenn die Taste Strom trägt) sofort gelöscht
wird, weiterläuft, sobald man den ACTH-Spiegel künstlich erhöht;
entweder durch die Entfernung der Nebenniere oder auch durch
künstliche ACTH-Zufuhr. Die Ratten drücken dann die Taste mit Ver-
bissenheit weiter, auch wenn sie statt Futter nur noch Stromstöße
erhalten. Sie können nicht mehr umlernen.

Ein anderes Problem war für uns, wie man außer den Messungen
auch die Realszenen, die außerhalb des Studios stattfinden, nicht
als plötzlichen Sprung in eine fremde Welt darbietet, (was immer
wieder ein kleiner Stress ist, eine Verunsicherung, ein sich
verloren fühlen in dem Medium, ein mit Unbekanntem konfrontiert
sein, was alles zu Desinteresse führt) sondern daß sie aus dem
Studio heraus entstehen. Die nächsten Dias zeigen, wie man das
machen kann. Wenn ich eine Szene aus einem Gebirgsdorf bringe,
dann schaue ich mit der Lupe auf eine Landkarte, die Kamera fährt
darauf zu, Überblendung auf die reale Landschaft. So weiß der
Zuschauer immer noch, er befindet sich hier im Studio, er ist
eigentlich da in die Karte hineingestiegen. Das nächste Dia zeigt
die Rückblende von einer Szene mit Wohnblocks. Auch hier: heraus-
steigen, einfach mit einem dahintergestellten Poster, zurück in
das Studio. Zunächst zeigten wir den Isolationsstress in diesen
typischen Wohnblocks, dann ein sehr gemeiner Vergleich durch Überblendung auf eine fast gleiche Fassade mit Mäusen statt Menschen.
Man dachte erst, es sei dasselbe, dann erkennt man die Mäuse, die
Kamera geht zurück, man ist im Studio. Man weiß ja von einer
ganzen Reihe von Untersuchungen, nicht nur bei Mäusen, daß es
genauso wie es einen Dichtestress gibt, auch eine Isolationsstress gibt, der die Tiere agressiv macht, sie entsozialisiert,

wenn Sie so wollen. Das nächste Bild zeigt ein Beispiel für einen
anderen Einstieg, man zeigt ein Album, die Kamera fährt auch das
Bild zu, dieses fängt an sich zu bewegen und der Zuschauer ist
ist jetzt in dem Album drin, aus dem er auch nachher wieder
zurückkehrt. Sie sehen hier immer wieder den Versuch, eine Art
Uterus anzubieten, nicht wahr, in Form dieses Studios, in das man
dann immer wieder zurückkehrt. Auch hier, wo ich eine Skizze
auf die Tafel zeichne, da fährt die Kamera darauf zu und dann
klebe ich zuerst so ein Bild hin, wie dieses hier mit einem
Urlauber drauf, und dann ist die Kamera dort drin und wir können
nun die verschiedenen Urlaubstypen in ihrer Umgebung zeigen.
Man weiß aber, man ist immer noch im Studio. Der Zuschauer wird
nie verlassen, wenn Sie so wollen.

Weiterhin setzten wir Hilfsmittel ein wie Zauberei und Tricks,
die einen von der Verblüffung her am Bildschirm halten. Über eine
Zeichnung mit der Menschheitsentwicklung von der Steinzeit über
die Pflanzer bis zum Industriezeitalter wird also z.B. eine kleine
Leinwand heruntergelassen, dort passiert dann auf einmal real, was
der Steinzeitmensch erlebt. Denn wir haben lange überlegt, wie wir
die Demonstration der Stressvorgänge im Organismus mit der Realität verbinden können. Es hat keinen Zweck, einfach einen Trick zu
zeigen. Wir wissen das alle von den Schulfilmen her. Die Kinder
sind hinterher meist frustriert, weil sie sich das Gesehene im
Organismus nicht vorstellen können. In dieser Diafolge sehen Sie,
welchen Weg wir gegangen sind. Hier liegt also der Steinzeitmensch
vor seiner Feuerstelle. Ein Geräusch kommt, er wacht auf. Nun wird
das Bild festgehalten und verwandelt sich langsam durch eine Überblendung so, daß nur noch die Konturen des Darstellers übrig sind.
Man sieht jetzt also in ihn hinein. Nun erst läuft der Trick ab.
Man sieht die Schallwellen angedeutet, wie das Geräusch ins Gehirn
dringt, das Großhirn die Impulse weiterleitet, bis sie schließlich
über den Hypothalamus und den vegetativen Reiz bis an die Nebenniere geleitet werden. Soweit der erste Teil des Stressmechanismus,
der direkte. Die Kontur verwandelt sich wieder zurück in den
lebendigen Steinzeitmenschen. Der springt dann auf, läuft weiter.
Und dann wieder eine Trickfolge. Das wäre dann der zweite Teil,
der über den hormonellen Bereich läuft, Ausschüttung von Hydro-

tison, Wirkung auf Immunsystem und Verdauungsorgane usw. Dann
springt er wieder weiter.

Auf diese Weise versuchten wir in dem Zuschauer die Vertrautheit
mit dem realen Geschehen zu belassen, indem wir immer diese Rück-
blendung machten. Der Zusammenhang des Stressgeschehens mit Angriff oder Flucht war immer präsent. Von dort ging es dann wieder
zurück zur Zeichnung auf der Leinwand. Die Kamera zieht auf und
wir sind wieder im Studio.

So versuchten wir immer den Eindruck zu erhalten, wir haben mal
kurz einen Ausflug gemacht. Auch mit dieser, in den nächsten Dias
gezeigten typischen Zauberei in solchen Kästchen an den Studiowand.
Die wurden dann aufgeklappt, dahinter passierte dann etwas. Hier
zum Beispiel eine Sequenz über den Herzinfarkt eines Mannes, der
diesen tatsächlich erlebt hat, ein Schauspieler. Übrigens sehr
interessant, wir waren nachher sehr betroffen und hätten das nicht
machen sollen. Die Szene hat ihn so an den Moment seines eigenen
Herzinfarktes erinnert, daß er lange Zeit danach am Boden lag,
und wir direkt Angst hatten, er hätte wirklich einen zweiten
Anfall bekommen. Diese ganze Szenerie hatte er offenbar wieder
so durchgespielt, wie er sie selbst erlebt hatte. Das kann natürlich gefährlich werden.

Das wäre nun die erste Häfte meiner Dias, die zweite beschäftigt
sich dann mit dem, was eigentlich das Fernseh-Team während der
Dreharbeiten erlebte und wie wir versucht haben, die Filme trotz
vieler Stressoren, wie Hitze, lautes Geräusch von Ventilatoren
unter ständigem Zeitdruck und sehr schwierigen technischen Anforderungen (durch die Meßvorgänge und die komplizierten Requi-
siten) halbwegs angenehm durchzuziehen. So haben wir alle unötigen
Stressoren (Prestige etc.) abgebaut und viele Antistressoren und
entspannende Elemente eingeführt. Das hatte dann dem Redakteur
des ZDF enorm imponiert. Er sagte später, er hätte noch nie ein
Team gesehen, das bei einer so gedrängten Arbeit so entspannt
arbeitete wie wir. Wir mußten 7 Filme in ein paar Wochen drehen.
In einem kleinen Studio mit 23 Mann, bei oft über 40 Grad (durch
die Scheinwerfer), und normalerweise geht das schief. Zusammen-
brüche und Streit entstehen, die Qualität leidet, und das alles

war hier nicht der Fall. Das ganze war lediglich eine normal
große Strapaze.

HALHUBER: Was haben Sie da für Reaktionen von Seiten der Fernseh-
zuschauer erlebt? Auch gerade auf diese Infarktszene mit dem
Schauspieler?

VESTER: Gar keine. Wir haben ein bißchen Angst gehabt dem ZDF
gegenüber, daß die sagen, so etwas darf man am Sonntagnachmittag
nicht zeigen, das ist zu grauenhaft. Aber offenbar sind wir im
Fernsehen dermaßen zugeschüttet mit Brutalitäten, daß die Tatsache, daß so etwas im Rahmen eines wissenschaftlichen Films ungewöhnlich ist, den Zuschauer nicht geschockt hat. Wir haben aber
aus der Überlegung heraus, daß wir unbedingt abwechseln müssen,
mit entspannenden Dingen arbeiten müssen (auch um diese Stress-
funktion zu zeigen) zu Cartoons gegriffen, um aufzulockern, - was
auch sehr ungewöhnlich ist für einen wissenschaftlichen Film.
Zum Beispiel haben wir Fotos von Personen, die im Film spielten,
in Zeichnungen hineingesetzt und die Zeichnung um die Figur herum
laufend geändert. In dieser Diafolge z.B., um zu zeigen, daß es
fast egal ist, wo man seinen Urlaub macht, wenn man ihn nur entspannt macht. Das kann genau so gut zu Hause sein wie auf einem
Bauerhof, im Hotel, oder auch am Strand, in einem fernen Lande.

Das nächste Dia lassen wir einen Moment stehen - was Sie hier
sehen ist im Prinzip das Kastenmodell von Lennart LEVI, auch zum
Teil von Herrn THEORELL, über den Berufsstress, welches ja mehrfach
publiziert wurde. Wir haben das etwas aufgelockert, auch wieder
durch Cartoons, indem wir einmal die verschiedenen Entwicklungs-
stufen des Stressgeschehens von der beruflichen Atmosphäre über
die Persönlichkeitsstruktur, die Verarbeitung der Reize, die
Krankheitsvorstufen und schließlich die Krankheit, etwas pointiert
und witzig dargestellt haben. Dann wurde durch Hineinsetzen von
Pfeilen gezeigt, wie das in Wechselbeziehung steht mit den Bereichen, die wir heute morgen besprochen haben; also mit dem Familienleben, dem Berufsleben, den Hobbies, und wie das hin und her wirkt.
Und dafür haben wir einen Cartoonist gewonnen, der schon seit
langer Zeit im medizinischen Bereich, sowohl über Stress als auch
über den sexualmedizinischen Aspekt arbeitet; das ist Uli

108

HOFFMANN, der in Schweden lebt, (ich weiß nicht, ob Herr LEVI
ihn kennt) ein Zeichner, der seit vielen Jahren für die Medical
Tribune arbeitet. Der hat also dieses Cartoon-Element hineinge-
bracht, welches, das haben wir an den Zuschriften gemerkt, außerordentlich eindrucksvoll wirkte, zum Teil eindrucksvoller als
manche Realszenen. Hier sehen Sie im Einzelnen solche Cartoons.
Hier z.B. den übertypisierten Sympathikotoniker, den Vagotoniker,
der also mehr zu Magen-Darmschäden, zu Kollaps statt zu Herzinfarkt neigt, auch wieder als Extremtyp natürlich; und dann natü-
lich den Indifferenten, der nicht zu verwechseln ist mit dem
Amphotyp, der wiederum mal stark vagotonisch, mal stark sympathi-
kotonisch reagiert, sondern der offenbar einen guten Ausgleich
hat; und natürlich die unzähligen Zwischentypen zwischen diesen
Extremen. Die nächsten Dias zeigen dann entsprechende Situationen.
Hier die möglichst frühzeitige Diagnose, die allerdings, so wie
sie hier dargestellt ist, mit Sicherheit mit Stress verbunden
ist; und natürlich auch die frühkindlichen Prägungen, die zu
ganz unterschiedlichen Typen führen, wie man hier sieht. Das mag
sich nachher evtl. auch in den Reaktionen in der Arbeitswelt entsprechend äußern oder in der Art des Abreagierens. Derjenige,
der im Kinderwagen schon mit Puppen um sich schmiß, reagiert sich
später hier vielleicht als Erwachsener am Punching-Ball ab, der
andere, der die ganze Zeit auf dem Töpfchen saß, versinkt vielleicht als Erwachsener in Dpressionen, alles natürlich sehr überspitzt dargestellt. Aber durch die Cartoons ist es, glaube ich,
gelungen klarzumachen, daß das überspitzt gemeint ist, und daß
dies lediglich den prinzipiellen Zusammenhang zeigen soll, etwas
mit dem frühkindlichen Stresserlebnissen, z.B. wie hast Du Dich
schon wieder schmutzig gemacht. Später sind es dann die Frage der
Organisation des Haushaltes, die hier mitspielen. All das passierte nun an und in dieser Kästchenwand, und die Kamera ging nachher
immer wieder daraud zurück, und man war wieder im Studio.

Ein weiteres Element, welches sowohl Heimeligkeit als auch ein
bißchen die Faszination des Geheimnisvollen hineinbrachte, waren
hier die Schattenspiele, mit denen man sehr eindrucksvoll bestimmte Abläufe zeigen kann, und doch gleichzeitig klarmachen,
daß das eigentlich mehr symbolisch gemeint ist. Also etwa, wenn
man eine Art von Stresstest zeigen will, den es noch gar nicht

gibt, dessen Ausarbeitung man aber anregen möchte. Dann eignet sich so etwas natürlich gut, um es als Schatten darzustellen auf entsprechend farbigem Hintergrund, weil jeder dann sofort weiß, das ist noch nicht ganz real, könnte aber mal real werden. Etwa hier dieser Klingeltest; oder die Messung des EEG in der Entspannung, also das gehäufte Auftreten von Alphawellen; oder den Ablauf der üblichen Eheszene, auch hier wieder als Schattenbild symbolisiert, was alles den Film sehr auflockerte und immer wieder das Interesse von neuem wach hielt.

Ein weiteres, sehr stark entstressendes Element war hier die Story des uralten Zirkuslöwen, die amerikanische Verhaltensforscher berichtet haben. Das wurde mit Hilfe von Stofftieren - Steiffknopf im-Ohr - dargestellt. Die Story ist folgende: Mehrere junge männliche Löwen, die zum Begatten dieser im Wildreservat lebenden Löwinnen herangezogen wurden, waren von diesen bereits durch Prankenhiebe in die Flucht geschlagen worden. Man fürchtete um den Nachwuchs und dachte auch, ehe man sich weitere männliche Bewerber von den Löwinnen kaputt machen läßt, nehmen wir doch mal so einen alten klapprigen Zirkuslöwen und schauen, was da los ist. Der leidet sowieso an Arthritis und kann kaum noch gehen, um den ist es nicht schade. Den haben sie dann zu den 12 Löwinnen reingesteckt, wie gesagt, er war also uralt und konnte kaum noch gehen. Überraschenderweise - so heißt es in dem Bericht - waren die Damen sehr nett zu ihm. Die Löwinnen hatten ihn beim Spaziergang gestützt, und der hat sich nun sehr eifrig dort betätigt. Im nächsten Dia sehen wir, daß er nach kurzer Zeit auf eine beträchliche Nachkommenschaft von 35 jungen Löwen blicken konnte. Mit diesen Steiff-Tieren gab das eine sehr hübsche Geschichte, die eben zeigt, daß Alter und Impotenz durchaus nicht unbedingt korreliert sein müssen.

Die entstressende Wirkung auf das Team und auf den Zuschauer ging dabei Hand in Hand. Diese Atmosphäre z.B. mit dem lieblichen Löwenbild, wirkte natürlich auch auflockernd bei den Dreharbeiten selbst. Und ich muß sagen, daß auch diese Cartoons und die kleinen technischen Gags nicht unbeträchlich die Aktivität der Teammitglieder und die Atmosphäre für das Team beeinflußt haben. Durch

die Freude, die wir durch das Filmen hatten, abgesehen von der
Motivation durch das jeden persönlich berührende, interessante
Thema, hatten wir wesentliche Antistressoren, wenn man das einmal
so sagen will, mit im Spiel, die es uns erleichterten, immer in
einer guten Atmosphäre zu arbeiten. Aber es war da auch ein Element
mit starker Stresswirkung. Das war die Person des Aufnahmeleiters.
Wenn er auftauchte und nervös auf die Uhr schaute "ihr müßt heute
noch zweieinhalb Minuten in den Kasten kriegen!", dann ging der
ganze Tag schief, dann fiel uns nichts mehr ein, dann klappte
nichts mehr (denn wir mußten viel improvisieren), so daß ich nach
zwei Drehtagen dem Produktionsleiter ein Ultimatum stellte und
entschlossen war, wenn der Mann noch einmal auftauchte, im Interesse aller Beteiligten die ganze Sache platzen zu lassen und nicht
mehr weiterzumachen. Die sollten dann sehen, wie sie mit dem ZDF
fertig werden. Dann ist er nicht mehr aufgetaucht, und von dem
Moment an war eitel Freud und Wonne. Das war einfach eine Zäsur,
die wir vornehmen mußten, um den Konfliktstress dieses Auf-die-
Uhr-schauens zu beseitigen. Von dem Moment an konnten wir auch
recht schnell arbeiten.

Als nächstes ein paar Bilder vom Team, wie es die Elemente des
Antistress-Studios in die Arbeit einbezog. Der Regisseur konnte
hier auf dem großen Stein natürlich sehr viel besser nachdenken,
als am Schreibtisch. Hier sehen Sie Regiebesprechungen im Sand,
eine völlig andere Atmosphäre, als wenn man auf Stühlen sitzt.
Auch hatten wir eine Kuhle im Fußboden gehabt, wo man wie auf einem
Stuhl und doch auf dem Boden sitzt; das ist ein viel sichereres Gefühl, als auf einem Stuhl zu sitzen (und im Prinzip herunterfallen
zu können, was man ja instinktiv spürt). Auf dem Boden zu sitzen
die Beine in einer Kuhle, ist jedenfalls sehr angenehm. Dann hier
unsere zwei Beleuchter, unter denen entdeckten wir einen ganz
großartigen Bongo-Drummer. Wir haben viel Musik gemacht zwischendurch, uns sehr oft in den Arm genommen, es gab viel "Streichel-
einheiten" und "Hautkontakte", die uns über manche Durststrecke
hinweghalfen. Und dann, wenn es eben gar nicht mehr ging, wurde
gute Musik angehört, und sofort war man wieder entspannt. Wenn
es mal stärkere Spannungen gab oder eine Überanstrengung, dann
hat sich z.B. der Regisseur abreagiert, wie auf diesem Bild. Er

fing dann an Sand zu schaufeln, wahnsinnig wütend, hat aber niemand angeschrien. Die Art unseres Studios bot tatsächlich viele Möglichkeiten und regte zu Ideen an. Hier eine kleine Theaterszene, die die Beleuchter und der Toningenieur mal zwischendurch spielten.

Soweit also ein kleiner Eindruck, ein kleines Hineinriechen in das Medium Fernsehen und auch in den Stress, den es verursachen könnte, und wie man ihn verhindern, kompensieren und abbauen kann. Ein Stress, den das Fernsehen in seiner Informationsvermittlung natürlich viel zu oft verursacht, indem es einen einfach manchmal unbefriedigt läßt, zu fremd ist, man versteht es nicht, wird nicht wirklich "betreut". Auf der anderen Seite versuchte ich durch diese Bilder zu zeigen, was es für die Leute, die selbst im Medium arbeiten, bedeutet, einen Film mit oder ohne Stress zu machen und wie wir dabei gleichzeitig mehrere Fliegen mit einer Klappe schlugen.

HEFTNER: Mich haben besonders zwei Sätze beeindruckt, Herr VESTER, das eine war, der Zuschauer wird nie verlassen. Ich weiß nicht, ob da Frau LEPPER nicht auch an die Patienten gedacht hat, der Patient wird fast immer verlassen, in unserem Medium zumindestens. Und das zweite war, was erlebt das Team. Sie haben das sehr schön dargestellt, daß das Team auch Ängste und Konflikte erlebt, so wie wir in unserem Medium, nur befassen wir uns nie mit unseren Ängsten und Konflikten. Ich würde das als wunderbares Modell oder als Diskussionsgrundlage empfinden, daß wir in unserem Medium den Patienten nicht so oft verlassen, und daß wir unsere eigenen Ängste und unsere Konflikte, die jetzt nicht so sehr zwischen Kreativität und Zeit, aber auch mit der Zeit eine Rolle spielen, einmal annehmen und dann daraus etwas machen.

VESTER: Ich bin sehr froh, daß Sie auf diesen Punkt kommen. Das Medium ist ja nicht nur ein Medium für die Information, die man weitergeben will, sondern als Medium vermittelt es ja auch alles andere, was dabei passiert. Es ist gleichzeitig ein Medium für die Atmosphäre, die im Team stattfindet, die teilt sich selbstverständlich genauso dem Zuschauer mit - obwohl sie nicht ausdrück-

lich dargestellt wird - wie die eigentliche Information, die man
bringen will. Man vergißt immer, daß bei allen Medien, bei allen
Informationsvermittlungen - angefangen von der Schule, - es
da nicht nur die spezielle Information ist, die man weitergibt
und die beim Empfänger ankommt, sondern das ganze Begleitpaket,
das Drumherum, die Atmosphäre des Klassenzimmers, die Eindrücke,
die man dabei hat, die Stimmung, in der man ist. Alles das wird
ja mit übertragen und kommt auch an und wird dann natürlich mit-
gespeichert. Und wenn etwa eine wissenschaftliche Information in
einem Angstzustand oder in einem Gefühl des Verlorenseins ankommt,
so ist diese rein wissenschaftliche Information natürlich ständig
damit assoziiert; und wenn man sie zurückruft in der Erinnerung,
wenn man sie also wieder abrufen will, dann wird das andere mit
abgerufen. Deshalb finde ich es wichtig, sei es nun in dem Bereich
Ihres ärztlichen Mediums oder in dem Bereich eines Massenmediums,
daß man darauf achtet, was im Team selbst passiert. Und ich glaube,
wir haben einen Beweis in der Zuschauerpost unserer Filme, daß
sich das, was im Team passiert, auch dem Zuschauer echt mitteilt.

HALHUBER: Darf ich fragen, ob Sie Reaktionen sowohl auf Ihre
Stressfilme, als auch auf Ihr Stressbuch erlebt haben, die für
Sie überraschend waren, und die Sie für mitteilenswert halten?

VESTER: Das Gesamtecho war überwältigend positiv. Wenn man so
will, ein großartiger Erfolg unseres neuen Konzepts. Wir haben
erfreulicherweise nur ganz negative Einzelaktionen gehabt von
Leuten, die etwa wie Herr VON HOLST dem ganzen Ansatz ablehnend
gegenüberstehen. Der überwiegende Teil von Wissenschaftlern sagte
jedoch eindeutig ja zu dieser Popularisierung, die für uns, anders
als in USA, ja noch immer ein Problem ist. Viele Chefärzte, die
uns geschrieben haben, aber auch Wissenschaftler, etwa Hans SELYE
selbst und seine Gruppe in Montreal, einige Leute von der Harvard-
Universität, die uns geschrieben haben, das ging also bis nach
Amerika rüber, sie haben alle äußerst positiv reagiert. Es gab
nur vier, fünf Stimmen aus vielen Tausend, die gesagt haben, das
kann man nicht so einfach darstellen, die Dinge sind viel komp-
lizierter, als Sie das hier zeigen. Aber im Bewußtsein des Zu-
schauers passieren ja auch sehr komplizierte Dinge, die sich dabei

abspielen, wenn er so etwas sieht. Ich meine, man kann nie eine
wissenschaftliche Information als das weitergeben, was sie ursprünglich ist.

Wir haben jedoch noch von einer ganz anderen Seite vereinzelt
scharfe Gegenreaktionen gekriegt. Und zwar von Leuten, die sich
daran stießen, daß hier in meiner Assistentin, (die übrigens
meine Tochter war, die Schauspielerin ist) wieder mal die Frau
herabgewürdigt wird zur "Dienerin" zum "Versuchsobjekt" für die
Meß-Experimente. Und dann natürlich, daß Sex ins Spiel gebracht
würde, daß wir hier mit Wissenschaft verbrämt Sex verkaufen. Das
war sehr überraschend, weil ich das gar nicht empfand. Nur weil
hübsche Mädchen da waren, Minikleider, ab und zu einmal ein Brust-
ausschnitt zu sehen war, wurde uns von drei Zuschauern vorgeworfen,
(einer war Arzt!) daß es unglaublich wäre, etwas so Ernstes wie
die Wissenschaft mit solchen Dingen zu verbinden. Ein anderer
schrieb, auch ein Arzt übrigens, daß er sehr dagegen sei, daß
mehrfach die Erotik als Antistressor angeführt wurde. Gerade das
Gegenteil sei der Fall. Ich schrieb ihm, natürlich sei es dann
das Gegenteil, wenn Erotik, etwa durch die Erziehung, verbunden ist
mit Verkrampfung. Dann hat man zwar vielleicht im ersten Moment
dieses entstressende Erfolgserlebnis, aber sobald es einem klar
wird, daß hier etwas Erotisches im Spiel ist, bekommt man einen
wahnsinnigen Schrecken ("um Gottes Willen, was tue ich hier
Furchtbares") dann entsteht als Sekundäreffekt durch diese Asso-
ziation ein Stressor. In der Presse war nur ein einziger Kritiker
negativ. (Ich habe nachher erfahren, daß er ein verkrachter Jung-
filmer sein soll, das erklärt natürlich vieles). Der schrieb in
der Süddeutschen Zeitung, daß das ganze ein Firlefanz sei.

HALHUBER: Nach dem Vorfilm, oder?

VESTER: Nach dem Vorfilm, richtig, die eigentlichen Filme hat er
gar nicht gesehen. Er hat einen Vorfilm gesehen, den das ZDF als
Zusammenschnitt aus der Serie als "Workshopfilm" gesendet hat.
Dort hatten wir u.a. mehrere Fachleute zwischen den Szenenaus-
schnitten im Gespräch. Auch dieser Vorfilm wurde von allen deutschen Zeitungen sehr gelobt, auch von der Fachpresse, außer von

dieser Rezension in der Süddeutschen Zeitung, wo man den Workshopfilm mit der eigentlichen Serie verwechselte. Es sei ein Firlefanz, da seien Cartoons, und dann eine Messung, und dann ein
Trick, und dann sprach wieder jemand, das sei also nichts, man
sollte lieber die Wissenschaft so zeigen, wie sie ist.

LECHLEITNER: "Publizistik" darf bei der Behandlung des Themas
"Stress" nicht fehlen. Das in Kurzfassung gezeigte Beispiel von
Fernsehsendungen war deshalb wichtig. Es erscheint mir allerdings
in negativer Hinsicht typisch, denn in mir entstand der Eindruck:
Diese Darstellungsform sagt mehr über die Autoren als über das
Thema aus. Bei Berichten über wissenschaftliche Themen ein derartiges Gewicht auf die Verpackung zu legen, ist ein verhängnis-
voller Irrtum, weil dadurch all das, was man unter "Populärwis-
senschaft" subsummieren kann, noch weiter aufgebläht wird. Dadurch
entsteht letztlich Halbbildung, die ich für schlimmer halte als
gar keine. Auf der "anderen" Seite entsteht dann bei Wissenschaftlern jenes herablassende Gefühl gegenüber den sogenannten Medien
(ein Begriff, der ebenso undifferenziert und bedenkenlos gebraucht
wird wie "Stress"). Die Kluft zwischen "Wissenden" und "Unwissen-
den" ist groß genug. Bemühungen, sie zu überbrücken können nur
in dem Versuch bestehen, so etwas wie Werbung für sauberes wis-
senschaftliches Denken zu betreiben und ein kritisches Bewußtsein
für Methoden zu vermitteln, ohne Fragwürdigkeit und Zweifel
dieser Anstrengungen unter den Teppich zu kehren bzw. mit Himbeer-
saft zu übergießen.

Als positives Beispiel eines wissenschaftlichen Berichts verweise
ich auf das Buch "The western way of death", in dem für mein Gefühl Inhalt und Form eine klassische Verbindung eingegangen sind.

Herr VESTER, stellen Sie alles doch so dar, wie es wirklich ist,
ohne soviel Gewicht auf die Verpackung zu legen.

VESTER: Das ist ja bisher immer gemacht worden, aber das kommt
ja überhaupt nicht an, kein Mensch sieht sich so etwas an. Damit
bleibt die Information weiterhin in irgendwelcher Fachliteratur
versteckt und verstaubt dann auf irgendwelchen Regalen.

<u>LECHLEITNER</u>: Verstaubt?

<u>VESTER</u>: Natürlich, wir haben ja die Erfahrung gemacht. Das ist
ja das Dilemma unserer heutigen Wissenschaft: die so wichtige
Symbiose zwischen Gesellschaft und Wissenschaft - die Gesellschaft
bezahlt schließlich die Wissenschaft - die ist Null, kann man
sagen.

Nur in Deutschland kennen wir diese Haltung, daß man sagt, das
sei unseriös. Gerade in der angelsächsischen Welt hat man überhaupt nicht das Gefühl, daß man Wissenschaft nicht in einer gewissen Form verpacken sollte. Wir Wissenschaftler verpacken sie
ja auch, wir verpacken sie in unserem blödsinnigen Jargon. Ist
das besser?

<u>HALHUBER</u>: An dieser Stelle der Diskussion muß wohl der Moderator
erklären, warum er der nicht emotionsfreien Erörterung dieses
Problemkreises soviel Raum gibt: Erstens, weil diesen Aspekten
unseres Themas selten die Aufmerksamkeit zuteil wird, die ihm als
zentralen Bereich der Gesundheitspädagogik und damit auch der
Stress-Prophylaxe gebührt, und zweitens, weil an der Kontroverse,
die wir hier miterleben, doch deutlich wird, wie wenig in einem
für uns alle so existentiellen Bereich, nämlich der psychosozialen
Überbeanspruchung und seiner Vermeidung, d.h. dem "Antistress
Verhalten" ganz verschiedene Aspekte, nämlich die Information
der Öffentlichkeit, die Motivation der Betroffenen und schließlich
auch die pädagogischen Qualitäten (z.B. auch die Glaubwürdigkeit)
der "Prediger" zu trennen sind.

Herr VON HOLST, ich möchte Sie bitten, auch etwas zum Fernseh-
film über Stress von Herr VESTER zu sagen, nachdem Sie ja augen-
scheinlich dagegen waren.

<u>VON HOLST</u>: Ich glaube, das meiste ist schon gesagt worden. Ich
glaube, der Begriff Stress ist heute ein derartiges Modewort,
daß man ihn in jedem Zusammenhang benutzt, einfach weil man weiß,
er bringt mir was. Das kann alles Mögliche sein, Publizität,
Geld etc.. Nun, in diesem Film ist zum Beispiel der Terminus

Stress gar nicht genau definiert, er wird in verschiedenen Bedeutungen benutzt, es werden Aussagen über "Stress" und "Antistress" getroffen - das sind Behauptungen, die möglicherweise
sogar richtig sind, die aber erst einmal bewiesen werden müßten.
Wenn Sie Herr VESTER sagen, die Reaktion war sehr positiv,
ich habe eine Reihe von Kollegen und wissenschaftlich interessierte Laien gesprochen, die nur nicht so viel Engagement besaßen,
um sich hinzusetzen und an Sie zu schreiben, die aber Ihre Art
der Darstellung total ablehnten und sich zum Teil echt betroffen
fühlten, da hier ein grob vereinfachtes und unseriöses Bild einer
Forschungseinrichtung vermittelt wird. Es werden einfach Schlag-
worte und Behauptungen in den Raum gestellt und jeder kann mit-
reden, ohne daß jemand weiß, wovon er überhaupt spricht.

Entschuldigen Sie meine emotionale Antwort; man müßte hier den
Film ansehen und an jedem Punkt einhaken und untersuchen, was
dort behauptet wird und was daran wahr ist. So hat eine Diskussion
darüber sonst keinen Sinn.

VESTER: Ich sehe hier, na, wie soll man es nennen, eine Über-
schätzung des Könnens, des Einsichtvermögens des Wissenschaft-
lers gegenüber dem Laien, daß sie glauben, daß das, was wir mit
unserer wissenschaftlichen Sprache sagen exakter sei, als vielleicht das, was eine Laie versteht. Glauben Sie denn wirklich,
daß die Wissenschaftler, wenn sie sich noch so vorsichtig und
exakt ausdrücken, das genau verstehen, von dem sie im Grunde
genommen reden? Wenn wir es philosophisch sehen, genausowenig
wie der Laie. Dies nur, um gleich vorauszuschicken, daß wir uns
nicht über den Laien erheben sollten. Als ob durch unsere wissenschaftliche Sprache, die ich natürlich genauso wie Sie beherrsche
(ich habe ja 20 Jahre in der Forschung gearbeitet,) ein tieferes
Verständnis hätten. Ich sehe nämlich, wie man selber durch das
Übersetzen in eine allgemeinverständliche Sprache, etwa für ein
bestimmtes Medium, das Fach, welches man selber bearbeitet, völlig
neu und besser versteht. Man arbeitet auf einmal mit ganz anderen
Gehirnpartien, solchen, die sonst regelrecht lahmliegen. Man
arbeitet mit seinen haptischen und visuellen Arealen, man arbeitet
mit der Erinnerung an Erlebtes. Man sieht auf einmal die Zusammen-

hänge ganz anders als vorher. Dies, um vorauszuschicken, daß man
nicht diese Trennung zwischen Fachmann und Laien machen sollte,
"der kapiert ja doch nicht diese wissenschaftlichen Ergebnisse,
die sollte man möglichst gar nicht erst zeigen."

Der andere Punkt ist ein gesellschaftspolitischer. Nach früheren
Filmen, die in ähnlicher Weise gemacht wurden (Denken, Lernen
und Vergessen) rief mich am nächsten Tag Professor PETERS an,
vom Max-Planck-Institut für Psychiatrie in München, und sagte,
daß er sich sehr darüber gefreut hätte, daß ich mal diese Arbeiten
und das, was dort gemacht wird, in einer Art und Weise dargestellt
habe, daß nicht nur Laien überhaupt mal verfolgen konnten, was
eigentlich die Gehirnforschung für eine Bedeutung hat, sondern
daß auch sie selbst auf einmal sahen, wie interessant das im größeren Zusammenhang ist, was man dort forschte, daß das verschiedene Konsequenzen hat, die sogar bis in den Lernbereich hinein
gehen, bis in die Pädagogik. Das hätte man eigentlich nie so deutlich gesehen. Er dankt mir herzlich dafür, daß er nun auch seine
Studenten viel besser motivieren könne. Von anderen Instituts-
leitern, etwa von denm Mikrobiologen REHM, werde ich seitdem be-
drängt, auch einmal ihr Fach auf diese Weise der Öffentlichkeit
darzustellen.

Das nächste, was damit zusammenhängt ist, daß durch die Kombina-
tion von Film und Buch, - die Filme sollen nur anreißen, viel
mehr kann das Fernsehen nicht - z.B. durch das Begleitbuch "Phänomen Stress" mit seinen über 300 Literaturangaben, eine Möglichkeit gegeben wird, sich weiter zurecht zu finden. Doch die erste
"Übersetzung" mußte erst mal laufen, um z.B. die Ebene unser Entscheidungsträger in Politik und Wirtschaft zu erreichen. Durch
Filme und Buch ist es so z.B. möglich gewesen, die Erkenntnisse
über die psychosomatischen Beziehungen, die hier ja vorliegen,
in Überlegungen auf der politischen Ebene hineinzubringen. Nun-
mehr werden die Dinge sowohl im deutschen Städtetag diskutiert,
sie sind in die UNESCO hineingeraten, und zwar in das Projekt
'Man and the Biosphere' also in große Forschungsprogramme, die
bisher den biologischen Aspekt, den psychosomatischen Aspekt ganz
herausgelassen hatten. Nun befaßte man sich damit, angeregt durch

118

eine solche Übersetzungstätigkeit. Und nun wird es dort wieder
streng wissenschaftlich, aber dazu waren eben Brücken nötig, die
hier gebaut wurden. Deshalb finde ich, daß solche Brücken einfach
sehr wichtig sind. Wenn wir sie nicht bauen, dann kommen wir
nicht aus dem Dilemma heraus, welches Herr SCHAEFER in seinem
Referat angezeigt hat. Er zeigte die Umweltsituation, in der wir
alle leben, die soziale Situation, die gewisse Bedingungen vorgibt,
und die nachher wieder in einer bestimmten Sozialsituation endet.
Sie haben ja errechnet, Herr SCHAEFER, daß die gesamten sozialen
Belastungen, Jahr für Jahr irrsinnig ansteigen. Mit solchen
Brücken haben Sie eine Einstiegmöglichkeit, um auch Politiker,
auch Entscheidungsträger von einer ganz anderen Seite her für ein
solches Thema zu interessieren. Und das finde ich in unserer
heutigen Situation eminent wichtig.

HALHUBER: Herr von HOLST, Sie haben zwar abgewunken, aber daß
Sie gerade jetzt emotional drin sind, finde ich gut.

VON HOLST: Ich möchte nur eine Bemerkung dazu machen. Ich arbeite
seit etwa 6 Jahren in einer Arbeitsgruppe mit Soziologen, Psychologen, Medizinern, Stadtplanern und Architekten über Probleme
der Urbanisierung. Wir versuchen hierbei gerade die Beziehung
zwischen bestimmten Bau- und Wohnformen und deren möglichen negativen psychischen und medizinischen Aspekte zu erfassen. Unserer
Arbeitsgruppe stellen nun immer wieder Stadtplaner und Architekten
die Frage: Wie sollten wir denn nun eigentlich bauen und was für
Folgen hat welche Bauform? Darauf können wir bisher nichts antworten - weder der Soziologe, noch der Psychologe oder der Mediziner. Nun kommen Sie, rühren groß die Werbetrommel, und wenn dann
die Leute aufgrund Ihrer Behauptungen zu den Wissenschaftlern
mit konkreten Fragen kommen, dann können diese darauf keine
Antwort geben; sie müssen die Leute vertrösten, sie sollten vielleicht in fünf Jahren wieder kommen. Aber ich befürchte, heute
wie auch in fünf Jahren weiß wahrscheinlich kein seriöser Wissenschaftler, was man konkret in unserer sozialen Umwelt alles
verändern muß, um letztlich den Stress abzubauen bzw. die Gesundheit der Bevölkerung zu verbessern.

Hier sehe ich das große Problem einer derartigen Sendung: Sie,
bzw. die Forschung, verlieren ihren Kredit, wenn sie immer groß
tönend Lösungen oder Probleme aufzeigt, aber nichts Konkretes
für die Entscheidungsträger bzw. Politiker anbietet.

VESTER: Vielleicht fragen Sie einmal Herrn HEFTNER, der hat
gerade so etwas erlebt mit dem Bau eines großen Rehabilitations-
zentrums, wo gerade diese Darstellungen außerordentlich viel
genutzt haben.

STOCKSMEIER: Einmal zu direkten Forschungsansprüchen und zum
anderen zur Information der breiten Öffentlichkeit: Die "Information der breiten Öffentlichkeit" durch Wissenschaftler rauscht
im wesentlichen an der Öffentlichkeit vorbei. Wenn sie sich
also nicht spekulativer Elemente bedient und durchaus einmal
Gewagtes in den Raum hineinstellt, wird sie im Endeffekt wahrscheinlich nicht gehört. Wenn Sie die "seriösen" Sendungen z.T.
im Fernsehen sehen, die man sich zwar anschaut, ansonsten ist
das Gezeigte außerhalb der Tagesdiskussion. Und ich glaube schon,
daß die Frage Lärm, oder die Frage Isolation, z.B. dazu geführt
hat, daß es heute kaum eine Stadt mehr gibt, die Hochbauten genehmigt. Das hat ganz klare Konsequenzen bereits gehabt, auch wenn wir
immer noch nicht genaues wissen. Ich habe gerade mit einem Städte-
planer der TU Aachen darüber gesprochen: Auch wenn ganz konkret
die Unterlagen immer noch fehlen. Wenn Sie z.B. Studien lesen,
die recht gut nachweisen könnten, daß desto höher sie wohnen,
je öfter sie krank werden, dann gibt das zu denken. Ich glaube,
diese spekulativen Elemente, die natürlich schwierig sind, müssen
bekannt gemacht werden, und Herr VESTER hat im Rahmen seiner eigenen Habilitation, wie er mir einmal gesagt hat, gerade wegen dieser
Ideen recht viel Ärger mit Wissenschaftlern gehabt. Ich glaube, daß
besondere Wege nötig sind, um den Mann auf der Straße zu erreichen.
Untersuchungen von Medizinsoziologen, die prüften, wie das Arzt-
gespräch von den Inhalten her bei Patienten ankam, indem Patienten nachher befragt wurden über jenes standardisierte Arzt-Pa-
tient-Gespräch, ergaben, daß Ärzte zu 60-80% meinten, der Inhalt
wäre "hängengeblieben", während bei den Patienten real 10-20%
der Inhalte tatsächlich nur wirklich registriert worden waren.

Ich für meinen Teil bin dankbar, daß es solche Übersetzer wie
Herrn VESTER gibt, auch wenn er vielleicht mal über das Ziel
hinausschießt. Da können wir korrigieren. Diese Übersetzungs-
möglichkeiten, die wir mit Abstand gerade in der BRD, überhaupt
hier in Westeuropa, viel zu wenig haben, sind dringend notwendig.

LEPPER: Ich wollte nur sagen, Herr VESTER, Sie haben mich be-
geistert im Hinblick auf unsere Patienten. Ich habe quasi am Ende
der Sendung Herrn HALHUBER gefragt, ob wir den Film bekommen
können; was wir an Filmmaterial haben, um es den Leuten zu zeigen,
ist ausgesprochen schlecht und es interessiert keinen. Wenn sie
einmal wissen, was da drin gezeigt wird, kommt überhaupt keiner.
Mir schien also diese Sendereihe überzeugend - gerade für unsere
einfachen Leute, die da sicher eine Information bekommen. Stress
kommt in jeder Gesprächsgruppe dreimal, ja fünfmal vor, und wenn
man fragt, was es ist, dann gibt es keine Antwort. Wenn ihnen
einmal gezeigt würde, wie die Zusammenhänge sind, und zwar so,
daß sie es verstehen können, würde ich das für eine große Hilfe
halten.

KERBER: Auch ich habe die Sendereihe nicht gesehen und bin auch
kein Fachmann. Vom Standpunkt der Sozialethik meine ich aber:
Die Öffentlichkeit hat ein Recht auf Information über die Dinge,
die für sie von Bedeutung sind, und zwar auf eine ihr zugängliche
und verarbeitbare Information.

Nun ist die Wirklichkeit, wie sie von der Wissenschaft erkannt
wird, differenzierter, als sie in den Massenmedien dargestellt
werden kann. Wer immer in irgendeinem Feld gearbeitet hat, muß
feststellen, daß die Presseberichte darüber in wesentlichen
Punkten vielfach falsch sind, weil die Dinge differenzierter sind,
als sie dargestellt wurden. Wenn wir das feststellen und dies auch
bis zu einem gewissen Grad unausweichlich ist, bedeutet das
keine Arroganz gegenüber der Öffentlichkeit, über die wir uns
mit unserer Sprache erheben.

Es mag wohl auch der Fall sein, daß die Dinge differenzierter
sind, als wir sie in unseren Fachbüchern darbieten. Nur in einem

ganz engen Teilbereich der Wissenschaft kann heute noch einer an
der Spitze stehen. Trotzdem muß es Zusammenfassungen geben, die
die wesentlichen Ergebnisse der Forschung in einer verständlichen
Weise vermitteln. Ohne einen Kompromiß, einen Verzicht auf letzte
Genauigkeit, wird es dabei nicht abgehen, wenn nur die wesentlichen Ergebnisse richtig zusammengefaßt sind.

Eine echte Gefahr, die mir Sorge macht, sehe ich vielmehr in
einer anderen Richtung: Sobald ein bestimmtes Thema Öffentlich-
keitswert erhält, läßt sich ein Snowball-Effekt beobachten. Wir
haben das in den letzten Jahren mit verschiedenen "Katastrophen"
erlebt: die Bildungskatastrophe, die Umweltkatastrophe oder
irgend ein anderes Thema, von dem die Öffentlichkeit beunruhigt
wurde. Die Versuchung für die Wissenschaftler darin, daß er sich
an derartige Bewegungen anhängt ("jumping the bandwagon," sagen
Amerikaner) und sie über Gebühr verstärkt. Dadurch ergibt sich
ein Maximum an Interesse für eine kurze Zeit. Setzt aber dann die
berechtigte Kritik ein, sinkt das Interesse wieder ab. Die
Öffentlichkeit stellt fest, daß die Dinge doch nicht so einfach
sind, wie sie auf dem Höhepunkt der Diskussion dargestellt wurden, und die echten Erkenntnisse werden auch wieder fraglich.
Oftmals kann man das betreffende Thema dann überhaupt nicht mehr
anrühren. Der Wissenschaftler darf also nicht der Versuchung
erliegen, auf dem Höhenpunkt des öffentlichen Interesses seine
Kompetenz als Professor überzustrapazieren und dabei Dinge zu
behaupten, die in dieser Form nicht gesichert sind, weil sich das
auf lange Sicht nicht nur für das Ansehen der Wissenschaft, sondern auch im Interesse der betreffenden Sache selbst schädlich
auswirkt.

VESTER: Ich möchte auch dazu sagen, daß es wohl gerade umgekehrt
ist. Als wir vor einigen Jahren die Filme angemeldet haben zum Thema Stress, da interessierte sich noch kein Mensch dafür. Genauso
als wir Ende der sechziger Jahre die Filme anmeldeten über Denken,
Lernen und Vergessen, über Schulschwierigkeiten. Damals war noch
keine Rede davon. Es ist eher so, daß wir mit unserer Öffentlichkeitsarbeit das Gespräch erst angekurbelt haben, gerade erst
durch diese Filme, und es ist nicht so, zumindest nicht bei

unseren Filmen, daß das eine Eintagsgeschichte ist, sondern wir
haben, das sehen Sie an den Buchverkäufen, wir haben also jetzt
seit über zwei Jahren einen stetigen Verkauf dieses Denken,
Lernen und Vergessen-Buches und eine ständige Kette von Änderungen, das geht bis in parlamentarische Anfragen hinein, das geht
bis in Bürgerinitiativen hinein, die jetzt noch stärker sind als
am Anfang, also ich würde sagen, es gibt Wege, so etwas nicht
zu einer Eintagsfliege zu machen. Wir machen es bestimmt nicht
auf die beste Weise, und ich bin mit meinen Filmen auch nicht
zufrieden, und ich würde sie nächstes mal bestimmt auch wieder
anders machen, aber ich finde einfach, man muß sie so gut machen
wie man kann, um überhaupt in dieser Richtung zu arbeiten. Denn
es gibt Möglichkeiten, so etwas langfristig in eine echte Wirkung
auf die Gesellschaft umzumünzen.

NÜSSEL: Ich habe die letzten Sendungen des Filmes gesehen. Ich
habe sie mir trotz großen Zeitdrucks angesehen, und zwar aus einer
Notsituation heraus. Diese muß man verstehen. Wir haben nämlich
im Heidelberger Raum ein Vorsorgeprojekt begonnen. Hierdurch sind
wir im Erfolgszwang, wir müssen eine hohe Beteiligungsquote bei
der 1. ärztlichen Untersuchung des Vorsorgeprojektes erreichen.
Nach der Erstuntersuchung muß es gelingen, in einer Stadt, wo die
Menschen insgesamt, sagen wir einmal 420 Tonnen wiegen, zu erreichen, daß die Menschen nachher nur noch 400 Tonnen wiegen. Wenn
man in einer solchen Situation des Erfolgszwanges ist, greift man
nach jeder Möglichkeit, um weiterzukommen. Von der Art der Darstellung war ich tief beeindruckt und bin der Meinung, daß hier
ein äußerst guter Weg beschritten wurde. Der Inhalt der Darstellung ist ein zweites Problem. Da verstehe ich von vielen Dingen
viel zu wenig, um urteilen zu können. Das wesentliche ist die
Art der Darstellung. Ich glaube, daß der hier eingeschlagene Weg
glänzend ankommt. Der Film sollte in der Gesundheitserziehung
ein Schrittmacher sein.

HALHUBER: Muß ich mich vor Ihnen rechtfertigen, daß ich diesem
Thema einen so breiten Raum gegeben habe? Ich glaube, daß es
bei manchen emotional beladenen Diskussionen notwendig ist, sie,
wenn sie einmal im Gange sind und Dinge zur Sprache bringen,

die sonst unausgesprochen bleiben, nicht zu früh abzubrechen.
Ich bedanke mich auch bei den Diskussionsteilnehmern und hoffe,
daß im schriftlichen Verhandlungsbericht noch genug Zündstoff
vorhanden ist, um das Feuer auch weiterhin im Gange zu halten.

Nun kommen wir zu einer naturwissenschaftlichen strengen Frage-
stellung: "Wie bewirken Stressoren pathophysiologisch die koronare
Herzkrankheit?" Vielleicht kann man auch das andere Thema hier
mit hereinnehmen "Ist psychosozialer Stress meßbar?". Wer möchte
zuerst das Wort ergreifen?

Wie wirken Stressoren? Ist psychosozialer „Stress" meßbar?

<u>SCHAEFER</u>: Ich habe die Theorie dazu gestern vorgelegt, wenn auch
nur im Prinzip vollständig. Was man nicht weiß, das sind die
quantitativen Anteile der Faktoren. Ich glaube, daß wir uns im
wesentlichen alle einig sind über die meisten dieser Stressoren,
die unmittelbar am Herzen angreifen bis auf den Anteil des Sympathikus, weil er eben von den meisten Leuten, die darüber arbeiten, ganz übersehen wird. Es fragt sich jetzt natürlich, ob Sie
übereinstimmen wollen mit den Wegen, die von primären, den direkten Stressoren, wie Herr VON EIFF sagt, also dem, was den Infarkt
unmittelbar hervorruft, nun in die sozialen Faktoren hinein auf-
steigen. Darüber kann man verschiedener Meinung sein, aber ich
glaube, daß es einfach zu früh ist, darüber sehr viel zu diskutieren. Man kann soweit ich das erkennen kann über die quantitativen Daten nur spekulieren. Es gibt eine große Zahl von Untersuchungen darüber, daß bestimmte soziale und berufliche Faktoren,
auch bestimmte Situationen, die klassischen Stressoren erhöhen,
daß z.B. überall dort, wo wir soziale Stressoren annehmen, gleichzeitig auch die Katecholamine erhöht sind. Wir wissen, daß die
Blutgerinnung sehr stark gesteigert wird unter dem Faktor Stress
und so fort. Das, was wir weiterdiskutieren sollten, ist der
Unterschied zwischen chronischen und akuten Wirkungen. Hier ist
bis jetzt noch keine Theorie befriedigend, auch nicht das, was
ich gestern gesagt habe. Vieles von dem, was die klassische
Theorie bis jetzt anzubieten hat, beschränkt sich auf chronische
Wirkungen. Ich glaube aber, daß mit den chronischen Wirkungen
allein das Infarktereignis nicht zu beschreiben ist, daß man sich
also fragen müßte, welche akuten Wirkungen sich chronischen Risiken überlagern und zu einem Infarkt führen. Das ist auch deswegen
wichtig, weil, wenn es sehr viele pathogene akute Ereignisse gäbe,

wir die Diskrepanzen zwischen der bisherigen Risikoforschung und
der Infarktinzidenz leichter verstehen könnten. Wir würden dann
aber auch Zweifel setzen können in manche Formen der Therapie.
Ich denke z.B. an ein Gespräch, das ich gerade mit einem Herz-
chirurgen geführt habe. Man hat mich sehr fair bezüglich meiner
Ablehnung der Herzoperationen kritisiert. Man sollte dies Gespräch
öffentlich fortsetzen. Mein Einwand gegen die Herzoperationen
liegt nicht darin, daß der Herzoperateur nicht Erfolge hat, sondern darin, daß man diese Erfolge mit konservativen Therapien,
wenngleich auch nicht unbedingt mit den klassischen, in der Medizin gebräuchlichen Therapien auch erreichen kann. Ich weiß das
natürlich nicht genau, aber es ist mein Eindruck von der Sache.
Man wird aber erfolglos streiten, wenn man nicht zwischen chronischen und akuten Ereignissen unterscheiden kann. Das akute Infarktereignis läßt sich höchstwahrscheinlich durch keine der bisherigen Therapieformen vermeiden. Es hängt davon ab, daß die Menschen in solche Extremzustände gebracht werden, daß bei ihnen
Mechanismen ablaufen, die man im Experiment überhaupt nicht fassen kann, z.B. plötzliche Erhöhung der Blutgerinnung, plötzliche
Verengung der Koronararterien, plötzliche Steigerungen des Blut-
bedarfes und dann ein Mechanismus, den niemand kennt, nämlich
die Entwicklung des Infarktes in letzter Instanz. Was passiert
dabei eigentlich? Wie weit sind Mineralokortikoide, wie weit
überhaupt Mineralien, Natrium, Kalium, Kalzium-Gleichgewichte
betroffen? BAJUSZ hat darüber eindrucksvolle Daten vorgelegt.
WILLI RAAB hat uns immer wieder darauf hingewiesen, daß wir die
Infarkttheorie in Grunde genommen zu oberflächlich ansehen. Da
liegen die schwierigsten Probleme des Herzmuskelstoffwechsels,
die augenblicklich zur Diskussion stehen, und ich glaube, daß
der akute Anlaß des Infarktes uns dazu führen sollte, darüber
nachzudenken, daß die Mechanismen, die zum Infarkt führen, noch
weithin unbekannt sind.

VON EIFF: Es soll in diesem Zusammenhang noch einmal ausführlicher
zu der bereits gestern angeschnittenen Frage Stellung genommen
werden, wie sich Stress auf den Blutdruck auswirkt. Es besteht
kein Zweifel, daß die Hypertonie in der Pathogenese der Arteriosklerose einen wichtigen Faktor darstellt. Niemand zweifelt daran,

daß akute emotionale Belastungen zu einer Blutdrucksteigerung
führen können. In dem hier demonstrierten Beispiel steigt ein
systolischer Blutdruck von 118 unter Ruhebedingungen auf 220 im
Stressversuch an. Normalerweise werden solche akuten Blutdrucksteigerungen mittels des Carotis-Sinus-Reflexes genauso wieder
zur Norm geregelt wie Blutdrucksteigerungen durch physische Belastungen. Was geschieht nun aber, wenn eine psychische Belastung
längere Zeit anhält? Um diese Frage zu klären, haben wir ein
Kollektiv von Medizinstudenten in den Monaten vor dem Physikum
systematisch untersucht. Zwar zeigte jede Versuchsperson ein indi-
viduelles Blutdruckverhalten, jedoch konnte für das ganze Kollektiv ein signifikanter Blutdruckanstieg nachgewiesen werden. Auf
diese Weise konnte während eines Zeitraumes von einem halben Jahr
in einem Kollektiv die Entstehung einer hypertonen Regulationsstörung beobachtet werden. Unmittelbar nach dem Examen kam es
bei weiblichen Studenten zu einer Normalisierung des Blutdrucks,
während die erhöhten Blutdruckwerte bei den männlichen Personen
noch längere Zeit anhielten. Dieses geschlechtsdifferenzierte
Verhalten war nicht die einzige Beobachtung, die uns zu systematischen Untersuchungen dieses Phänomens führte. Schon in anderen
Untersuchungen hatten wir festgestellt, daß bei der Darbietung
desselben Stressors die männlichen Versuchspersonen stärkere Blutdruckreaktionen aufwiesen als die weiblichen Versuchspersonen.
Die Frage, ob es neben diesen quantitativen geschlechtsdifferenten
Blutdruckreaktionen auch qualitative Unterschiede gibt, wurde
in der Weise geprüft, daß für beide Geschlechter geschlechtsspezi-
fische emotionale Stressoren ausgewählt wurden. Diese Stressoren
wurden dann in Experimenten bei beiden Geschlechtern verwandt.
Erwartungsgemäß reagierte jeweils das Geschlecht, das den ge-
schlechtsspezifischen Stressor vorgeführt bekam, mit stärkeren
autonomen Reaktionen. Entscheidende Unterschiede ergaben sich
aber bei der Auswahl dieser autonomen Funktionen. Während die
Frauen bei Reizen, die für sie spezifisch waren, mit stärkeren
Reaktionen des Blutdrucks, der Atmungsgrößen, des Muskeltonus
und anderer autonomer Funktionen reagierten, niemals jedoch stärkere Blutdrucksteigerungen aufwiesen, war die männliche Reaktionsweise bei entsprechend spezifischen Stressoren gerade durch eine
Blutdrucksteigerung charakterisiert. Dies bedeutet, daß ge-

schlechtsreife Männer im Vergleich zu geschlechtsreifen Frauen
auch in Bezug auf das qualitative Verhalten der Blutdruckregu-
lation ungünstiger eingestellt sind. Männer reagieren demnach
häufiger und stärker mit Blutdrucksteigerungen als Frauen. In
systematischen Doppelblindstudien an ovarrektomierten Frauen
konnte nachgewiesen werden, daß Oestrogen für den protektiven
Mechanismus, der bei der weiblichen Blutdruckreaktion erkennbar
war, verantwortlich ist. In Untersuchungen an normal menstruieren-
den gesunden Frauen zeigte sich eine signifikante Korrelation
zwischen Oestrogenaktivität und protektivem Mechanismus bezüglich
der Blutdruckreaktion. Auf dem Höhepunkt der Oestrogenaktivität
war der Antistresseffekt des Oestrogens am stärksten, d.h. Blutdruckreaktionen im Stress am geringsten. Auch in der Schwanger-
schaft läßt sich ein solcher protektiver Mechanismus der weiblichen Sexualhormone nachweisen. Therapeutische Konsequenzen können freilich aus diesen Befunden noch nicht gezogen werden. Die
Ovulationshemmer üben mit Sicherheit keinen protektiven Mechanismus aus. Bei entsprechender heriditärer Belastung und bei größerer
Salzzufuhr können Ovulationshemmer sogar einen Bluthochdruck auslösen. Ungeklärt ist zur Zeit noch die Frage, ob die Einnahme
von Oestrogen in der Menopause bei Blutdrucksteigerungen eine
sinnvolle therapeutische Maßnahme darstellt. Aufgrund unserer
Diskussionen mit der Okamoto-Gruppe in Japan wurde männlichen
Ratten mit einer angeborenen schweren Hypertonie Oestradiol systematisch verabreicht. Wie wir erwartet hatten, kam es unter dieser Behandlung zu signifikanten Blutdrucksenkungen und einer
signifikanten Abnahme des Herzgewichts und der Apoplexierate,
nämlich von 81 auf 56%. Wir befinden uns hier wahrscheinlich am
Beginn eines für die Hypertonie-Therapie bedeutungsvollen Ab-
schnitts.

THEORELL: Ich wollte ein Beispiel zeigen, das vielleicht einige
Schwierigkeiten ganz gut illustriert. Wir haben mit 30 Patienten
eine Serie von Interviews gemacht, die wegen Brustschmerzen ins
Krankenhaus gekommen waren. Wir haben ungefähr eine Woche nach
dem Eintritt in das Krankenhaus das Interview gemacht. Diese
Leute waren zu diesem Zeitpunkt ziemlich krank. Die Majorität -
nämlich 25 Patienten - hatten einen Myokardinfarkt, die übrigen
hatten nur angina pectoris gehabt.

Zuerst haben wir die Krankheit und alle Schwierigkeiten damit diskutiert, die Arbeitssituation und alle Schwierigkeiten mit übergeordneten Personen, und dann auch die Familien- und Sexualprobleme usw. In der ganzen Gruppe steigerten sich Mittelwerte von der Herzfrequenz ein bißchen von 71 bis 74. Wir haben auch Ballistokardiographie benützt, um etwas von dem Schlagvolumen oder wenigstens Stärke von der Kontraktion zu finden. Wir haben das benutzt, weil es sehr einfach für den Patienten ist und nicht das Interview stört. Und da können Sie sehen, daß man eine etwas niedrigere Kontraktionskraft bekommt.

Wir haben auch einen etwas gesteigerten systolischen Blutdruck und auch Arythmien während des Interviews gekriegt. Aber dann haben wir auch eine multifaktorielle Analyse gemacht und versucht, Reaktionsmuster in Untergruppen dieser allgemeinen Gruppe zu finden, und da sahen wir, daß wir hier zwei Gruppen hatten. Eine Gruppe, die mit einer ziemlich schwachen Kontraktilität angefangen hatte, die ein bißchen vergrößert wurde, und eine andere, die nicht reagiert hat. Mit den psychologischen Skalen haben wir gefunden, daß diese Gruppe, die so viel Sympathikus-Aktivierung in dieser Situation kriegt, an Verbalisierungen nicht gewöhnt war. Sie hatte Schwierigkeiten, diese Sachen auszudrücken. Diese Gruppe hat also viel mehr Sympathikus-Aktivierung als die andere Gruppe. Wir müssen also auch bedenken, daß wir ganz verschiedene Reaktionsmuster kriegen können, wenn wir es mit verschiedenem psychologischen Make-up zu tun haben.

HALHUBER: Meine Damen und Herren, ich eröffne die Nachmittagssitzung. Wir setzen also fort: Wie bewirken Stressoren pathophysiologisch die koronare Herzkrankheit und wie ist psychosozialer Stress meßbar?

VON HOLST: Ich möchte nur einige Bemerkungen machen, vielleicht können Sie dann an der einen oder anderen Stelle einhaken. Ich bin mir bewußt, daß ich hierbei zum Teil extrem vereinfachen muß, da hier jeder von uns einen anderen Wissensstand hat.

Es scheint offensichtlich Einvernehmen darüber zu herrschen, daß
es psychogene Krankheiten gibt bzw. daß bestimmte soziopsychisch
ausgelöste Prozesse pathogene Konsequenzen haben können. Wir stehen daher vor der Frage, wie können wir diese soziopsychisch bedingten oder mitbedingten Erkrankungen verhindern bzw. wie können
wir die Gesundheit der Bevölkerung verbessern.

Das geht theoretisch auf zwei grundverschiedenen Wegen:

1. Man muß (zum Beispiel durch epidemiologische Untersuchungen
ganzer Gruppen oder durch Befragung einzelner Personen) die sozio-
psychisch-belastenden Faktoren herausfinden, die eine bestimmte
Erkrankung hervorrufen und sie dann ausschalten. Man braucht
hierzu keinerlei Kenntnis über die physiologischen bzw. pathophysiologischen Prozesse, die dieser Erkrankung zugrunde liegen,
denn wenn man durch Veränderung der sozialen Umwelt bzw. durch
Ausschaltung der soziopsychischen Belastung einen Heilungs-
erfolg bewirken oder die Entstehung einer Erkrankung verhindern
würde, dann wäre der physiologische Hintergrund unwichtig. Tatsächlich beruhen eine Reihe von Empfehlungen von medizinischer
Seite auf derartigen epidemiologischen Untersuchungen, wie zum
Beispiel die, nicht zu hohe Häuser zu bauen, da dies den Gesundheitszustand der Kinder beeinträchtige. Obwohl die Ausschaltung
soziopsychischer Belastungen stets das Ziel jeder Politik sein
sollte, ist es absolut undenkbar, daß man jemals alle oder auch
nur die meisten Stressoren ausschalten können wird, denen der
Einzelne in Beruf, Familie etc. ausgesetzt ist.

Ohne Zweifel aber kann und muß man durch Erziehungs- und gezielte
Aufklärungsarbeit die Einstellung der Bevölkerung zu bestimmten
unvermeidbaren Belastungen so verbessern, daß damit die Situation
selber allein aufgrund der veränderten Einstellung der Personen
nicht mehr so schädigend ist.

2. Man muß die physiologischen Prozesse, die letztlich diese
pathologischen Auswirkungen haben, bis ins Detail aufklären, um
dann gezielt mit einer medizinischen Therapie einsetzen zu können.
Diese könnte in der Verabreichung bestimmter Medikamente oder in

bestimmten Diätvorschriften beruhen, könnte aber ebenso - da uns
hier ja psychogene Aktivierungsprozesse interessieren - auch in
einer gezielten Beeinflussung bestimmter zentralnervöser Regionen
liegen, z.B. durch Psychopharmaka oder sogar Läsionen. Je mehr
hierbei das medizinische Wissen zunimmt, desto problematischer
wird dessen Anwendung, da wir dadurch im Extremfall Menschen ein
gesundes Leben in einer Situation ermöglichen können, die für
sie eigentlich untragbar ist. Indem wir so die "warnenden" pathophysiologischen Konsequenzen einer unzumutbaren Situation beheben,
vermindern wir auch die Wahrscheinlichkeit zu einer Verbesserung
der Situation.

Insgesamt wird wohl in Zukunft (wie auch bereits heute) das Ziel
sein, sowohl die äußeren Bedingungen für bestimmte soziopsychische
Belastungen möglichst zu verbessern, als auch die immer unvermeidbaren psychogenen Erkrankungen gezielt zu behandeln.

Will man die physiologischen Prozesse bestimmter soziopsychischer
Belastungen und deren pathophysiologischen Folgen erfassen, so muß
man zuerst die sozialen und psychischen Faktoren kennen, die als
soziopsychische Stressoren in Betracht kommen. Hierzu gibt es
eine Reihe von Methoden.

1. Die erste und wohl auch mit die schwierigste Methode ist die
Befragung. Man kann so Information über bestimmte Emotionen eines
Individuums und unter Umständen über deren Ursache bekommen.
Diese Methode, die natürlich nur beim Menschen durchführbar ist,
gibt - vor allem intraindividuell - einen recht guten Index für
den Stresszustand eines Individuums in einer bestimmten Situation:
Eine unterschiedliche Beurteilung verschiedener emotional erre-
gender Situationen durch ein Individuum ist relativ gut mit entsprechenden Veränderungen physiologisch-meßbarer Parameter korreliert, die als Stressindizes gelten (z.b. Katecholaminausschüttung,
Pulsfrequenz etc.). Interindividuell sind allerdings die Aussagen
sehr viel schwieriger zu interpretieren.

2. Ein weiterer Index für einen Stresszustand eines Individuums,
der besonders in der Verhaltensforschung große Bedeutung hat,

sind bestimmte Haltungen oder Bewegungsabläufe z.B. Drohgebärden, Angsthaltung etc. Diese Gebärden sind zwar qualitativ zum Teil sehr gut zu unterscheiden, doch ist es äußerst schwierig, quantitative Aussagen über die Stärke einer Belastung zu machen.

3. Als weiterer Index zur Erfassung des Stresszustandes eines Individuums in verschiedenen Situationen kann die Bestimmung bestimmter Sinnesleistungen dienen. So verändert sich zum Beispiel bei Tier und Mensch in emotional aktivierenden Situationen die Hörfähigkeit, die Schmerzempfindlichkeit, das Lernvermögen und vieles mehr.

4. Die letzte Methode zur Erfassung des Stresszustandes eines Individuums besteht darin, daß man die Veränderungen bestimmter nervöser und hormoneller Parameter erfaßt (EKG, EEG, verschiedene Hormone etc.). Diese Methode gilt als die wichtigste, und zwar deshalb, weil man hier ein besonders objektives Maß zu haben glaubt. Es ist auch ohne weiteres möglich, durch Bestimmung derartiger nervöser oder hormoneller Parameter eine bestimmte belastende Situation in ihrer Intensität zu definieren. Wir haben es hier schon oft gehört: LEVI spricht von Stress, wobei dieser durch die Catecholaminausscheidung definiert ist; bei Ihnen, Herr VON EIFF, ist dann Stress gleich Blutdruckanstieg; SELYE hingegen hat Stress durch die Aktivität der Nebennierenrinde definiert. Es dienen hier also die verschiedensten physiologischen Parameter, um ein und dieselbe Sache, nämlich die Stressreaktion eines Individuums, zu messen. Dahinter steht das von SELYE auch explizit vertretene Konzept, daß ein Organismus auf Belastungen physischer und psychischer Art stets unspezifisch und in gleicher Weise reagiert, d.h. wir finden dieselben Reaktionen bei schweren körperlichen Anstrengungen wie bei großer Kälte oder bei den verschiedensten Emotionen.

Nun möchte ich hierzu doch ein Statement machen: So befruchtend auch das Stresskonzept gewesen ist, es stimmt nicht. Es gibt wahrscheinlich keinen ausschließlich physisch-ausgelösten Stress, da alle extremen physischen Anstrengungen, wenn sie mit einer Stressreaktion im Sinne von SELYE, d.h. einer Nebennierenrinden-

aktivierung, einhergehen, auch sicherlich mit psychischen Vorgängen (z.B. "Angst" vor dem Ertrinken bei Dauerschwimmen) verbunden sind. Es gibt allerdings ohne Zweifel eine rein psychisch-
ausgelöste Aktivierung von Nebennierenmark und Nebennierenrinde,
bzw. es gibt psychogene Stressreaktionen. Doch auch diese sind
sicherlich nicht unspezifisch. Vielmehr gibt es je nach Emotion
unterschiedliche physiologische Reaktionen! So reagiert zum
Beispiel ein Tier in einer akuten aggressiv-erregenden Situation
bzw. in menschlichen Begriffen gesprochen bei "Wut" völlig anders-
artig als bei "Angst". In beiden Fällen findet man zwar eine
Ausschüttung von Nebennierenrindenhormonen; doch während diese
Corticoidhormonausschüttung bei dem unterlegenen "ängstlichen"
Tier über die bekannte Hypothalamus-Hypophysenachse geht, also
letztlich durch ACTH bewirkt wird, geschieht die Nebennieren-
rindenaktivierung bei dem siegreichen "wütenden" Tier nicht hormonell, sondern über Nebennierenrindennerven. Desgleichen scheint
auch die Reaktion des Nebennierenmarks verschieden zu sein, zumindest bei chronischer Belastung.

Das heißt: Selbst das Konzept, daß zumindest alle emotionalen
Belastungen bzw. alle psychosozialen Stressoren dasselbe physiologische Reaktionsmuster zur Folge haben, stimmt wohl nicht.
Wenn man daher von soziopsychischem Stress spricht, dann sollte
man so, wie es Herr SCHAEFER gestern getan hat, für jede einzelne
emotionale Situation genau analysieren, welche physiologischen
und unter Umständen auch pathophysiologischen Reaktionen hierbei
ablaufen.

In diesem Zusammenhang finde ich es übrigens interessant, daß es,
wie vorhin erwähnt wurde, eine Beziehung zwischen Persönlichkeitsprofil und Art der Erkrankung gibt. Selbst wenn diese Beziehung
nur sehr vage ist, wäre es denkbar, daß Menschen unterschiedlicher
Persönlichkeitsprofile auch in ihrem "emotionalen Reaktionsmuster" entsprechend unterschiedlich wären, was dann unter Umständen
andere physiologische bzw. bei langer Dauer auch pathophysiologische Auswirkungen haben könnte. Dies könnte dann die Beziehung
zwischen bestimmten Erkrankungen und Persönlichkeitsprofil erklären.

Das also zur Unspezifität des Stresskonzepts, das sicher aus
vielen nur zum Teil angeführten Gründen nicht stimmt.

Wie aber bereits erwähnt, ohne Zweifel können emotional erregende
Situationen zu einer physiologischen Aktivierung des Organismus
und auf Dauer auch zu seiner Schädigung führen. Das weiß wohl
jeder aus eigener Erfahrung, dazu braucht man eigentlich nicht
mehr den physiologischen Beweis anzutreten.

Die für mich viel wichtigere Frage ist: Gibt es auch Belastungen,
die mir oder auch einem Tier nicht "bewußt" sind, die aber dennoch
schädigende Konsequenzen haben? Um Ihnen ein Beispiel zu geben:
Wenn ich zwei fremde Tupajas in einem größeren Gehege zusammen-
setze, so bekämpfen sich diese augenblicklich; nach kurzer Zeit
ist eine Dominanzbeziehung hergestellt. Während der Sieger sich
dann nicht mehr um den Verlierer kümmert, versucht der Verlierer
dem Überlegenen möglichst aus dem Weg zu gehen. Jedesmal, wenn
der Sieger in die Nähe des Unterlegenen kommt, ja ihn selbst nur
anblickt, dann führt das zu einer sofortigen Aktivierung des
Unterlegenen, die man bei Tupajas gut erkennen kann, da diese
bei jeder Aktivierung des sympathischen Nervensystems ihre Haare
auf dem Schwanz aufrichten. Wir haben also in diesen Fall eine
eindeutig psychogen-bedingte Aktivierung des Tieres, die bei
ständigem Andauern innerhalb weniger Tage zum Tod des Unterlegenen
führt. Ganz anders ist hingegen die Situation bei einander bekannten Tieren. Wenn man junge Tupajas nach dem Nestverlassen bei ihren
Eltern läßt, dann bilden sie mit diesen völlig friedliche Familien-
gruppen. Sobald nun die Jungen geschlechtsreif werden, stellen sie
für die Eltern eine physiologisch meßbare Belastung dar, obwohl
es innerhalb der Familie keinerlei aggressive Auseinandersetzungen
gibt, die Tiere sogar ständig den Kontakt miteinander suchen.
Hervorgerufen werden die physiologischen Veränderungen durch Duftmarken, die von den Jungen in dem Gehege verteilt werden (in Urin,
Sekret bestimmter Hautdrüsen etc.). Während jedoch selbst eine einzelne Duftmarke eines fremden Tupajas eine sofortige heftige Erregung bei dem Artgenossen hervorruft, ist dies bei den Duftmarken der
Familienmitglieder nicht der Fall. Sie wirken als "Stressoren",
ohne daß die einzelne Duftmarke eine physiologisch faßbare

Reaktion auslöst. Es könnte nun sein, daß die belastende Wirkung
der Duftmarken der Familienmitglieder durch eine Summation dieser
vielen (jeder für sich allein unterschwelligen) Reize geschieht.
Man hat nämlich in ethologischen und physiologischen Untersuchungen durch Hirnreizung gezeigt, daß, wenn man ein Tier so schwachen Reizen aussetzt, es auf den einzelnen keine ethologische
oder physiologische Reaktion zeigt, diese Antwort dadurch ausgelöst werden kann, daß man die Reize zeitlich schneller aufein-
anderfolgen läßt.

VON EIFF: Wie zeigt sich diese?

VON HOLST: Durch eine Katecholaminausschüttung oder eine bestimmte
Verhaltensreaktion, je nachdem welche Hirnregion gereizt wird.
GELLHORN untersuchte zum Beispiel die Katecholaminausschüttung.
Er implantierte hierzu Elektroden im Hypothalamus und stimulierte
dann das Tier mit Reizen konstanter Intensität. Gab er nun einen
Reiz zum Beispiel jede Minute einmal, so führte das zu keiner
Reaktion, folgten jedoch die Reize schneller aufeinander - z.B.
alle 10 Sekunden -, dann führte das zu einer Ausschüttung von
Nebennierenmarkhormonen.

VON EIFF: Wenn er 16 mal so stark steigerte dann kommt diese...

VON HOLST: Die Frequenz muß erhöht werden, die Reize müssen
schnell genug aufeinander folgen (durch Erhöhung der Intensität
kann man selbstverständlich denselben Effekt erreichen).

Dies ist ein Problem, das meines Wissens noch überhaupt nicht
untersucht wurde. Es könnte jedoch sein, daß durch derartige
zeitliche Summationsprozesse die verschiedensten an und für sich
harmlosen Reize zu einer Aktivierung des Organismus und damit
unter Umständen auch zu einer schädlichen Belastung werden könnten, ohne daß wir uns je bewußt werden, daß es sich um alarmieren-
de oder aktivierende Einflüsse handelt.

Es ist ohne Zweifel möglich, eine ganze Reihe von physiologischen
Parametern als Indizes für den Stresszustand eines Individuums

zu benutzen, doch hier liegt ein großes Problem: Welchen Wert
haben überhaupt solche physiologischen Parameter? Was kann ich
zum Beispiel daraus schließen, daß bei einem Tier aus einer Gruppe,
in der soziale Spannungen vorhanden sind, ein höheres Corticoidniveau im Blut vorhanden ist als bei einem anderen? Daß dieses
Tier unter einem stärkeren Stress steht, oder daß es nur physiologisch stärker auf bestimmte Umweltreize reagiert, oder daß es
sogar trotz höherem Corticoidniveau unter geringerem Stress als
das andere Tier steht, da bei dem stärker gestressten Tier zwar
mehr ACTH ausgeschüttet wird, doch gleichzeitig die Durchblutung
der Nebennieren derartig gedrosselt ist, daß keine der ACTH-Ab-
gabe entsprechende Corticoidabgabe möglich ist? Diese drei und
noch verschiedene andere Interpretationsmöglichkeiten findet man
jedoch nicht nicht nur bei der Messung der Corticoidhormone,
sondern sie gelten stets, wenn man sich auf die Messung nur eines
einzelnen Parameters beschränkt. An einer Anpassung eines Organismus an eine Belastung sind praktisch alle nervösen und hormonellen
Systeme beteiligt. Um vernünftige Aussagen über Stressreaktionen
zu treffen, muß man daher die verschiedensten physiologischen
Reaktionen messen, da sich unterschiedliche hormonelle und nervöse Prozesse mehr oder minder gegenseitig ergänzen oder sogar
ersetzen können, wie der Amerikaner MASON eindrucksvoll gezeigt
hat. D.h. man kann sich an ein und dieselbe Stress-Situation auf
verschiedenste Weise physiologisch anpassen.

Wenn Sie mich nun fragen, wie kann man soziopsychischen Stress
physiologisch messen, dann muß ich Ihnen überspitzt formuliert
antworten: Wir messen die verschiedensten Parameter, wir haben
auch ganz interessante Befunde, doch bisher ist alles eine reine
Phänomenologie. Wir sind trotz aller glänzenden Meßtechniken,
die es heute gibt, noch weit davon entfernt, das Phänomen "Stress"
bzw. die Beziehungen zwischen bestimmten sozialen Umwelteinflüssen
und physiologischen Reaktionen zu verstehen.

Ich glaube einfach nicht, daß man durch Bestimmung einzelner
Parameter wie z.B. der Catecholamine etwas über den allgemeinen
physiologischen Zustand eines Individuums in einer bestimmten
Situation aussagen kann. Intraindividuell ist das zwar noch

einigermaßen möglich, aber nicht beim Vergleich verschiedener
Individuen oder sogar Gruppen. Ich glaube weiterhin, daß unsere
Kenntnis über die Beziehungen zwischen der Nebennierenmarkakti-
vierung bei akuten Belastungen und den schädigenden Auswirkungen
bei längerem Andauern der belastenden Situation viel zu gering
ist, um sich auf diesen Parameter zu beschränken. Es ist ja
allgemein bekannt, daß auch viele andere wichtigen Hormone in
Stress-Situationen stärkste Veränderungen zeigen. Wir finden
zum Beispiel bei Tupajas bei einer extremen Dauerbelastung innerhalb weniger Tage einen Anstieg der Corticoide in Blut um 300-
600% und einen Abfall von Trijodthyronin und Thyroxin auf 10-25%,
wobei die Reaktionen von Nebennierenrinden- und Schilddrüsen-
system quantitativ nicht korreliert sind. Allein bereits aus
diesen Gründen erscheint mir die Bestimmung nur eines Parameters
völlig unzureichend, um zu einem Verständnis der pathophysiologischen Konsequenzen chronischer sozial-belastender Situationen
zu kommen.

HALHUBER: Darf ich eine Frage hier einfügen, die scheinbar nicht
unmittelbar zu diesem Problemkreis gehört: Welche Faktoren sind
bei Affen und anderen Tieren am besten mit einer Infarkthäufung
korreliert? Ich sage also absichtlich nicht infarktverursachend,
das wissen wir nicht. Ist es die Dichte, die Wohndichte?

VON HOLST: Eine höhere Dichte, d.h. mehr Individuen pro Raum,
ist per se nichts Negatives. Die physiologisch-meßbaren Effekte
unterschiedlicher Dichte sind vielmehr die Folge entsprechender
qualitativer und quantitativer Veränderungen im Sozialverhalten
der Tiere: Mit zunehmender Dichte nimmt zum Beispiel die Zahl
der friedlichen Kontakte ebenso wie die von Kämpfen zu; die Möglichkeit, sich von dominanten Artgenossen fernzuhalten, nimmt ab
und vieles mehr.

Ich verstehe nichts von Herzinfarkt. Bei den Affen scheint es jedoch so zu sein, daß der Herzinfarkt bei Tieren in Situationen
auftritt, in denen sie über längere Zeit "Wut" haben: Zum Beispiel
bei dominanten Männchen, die von ihrer Gruppe getrennt werden,
und dann mit ansehen müssen, daß unterlegene Gruppenmitglieder

vor ihnen fressen oder daß sich ihre Weibchen mit fremden Männchen
verpaaren. Diese Situationen führen bei Dominanten selbst noch
nach Monaten zu heftiger Aufregung und Aggression gegen benach-
barte Artgenossen und in vielen Fällen nach einigen Monaten zum
Herzinfarkt.

Im Gegensatz dazu zeigen unterlegene Tiere - Tiere unter "Depression" oder "Angst" - keine derartige Neigung zum Herzinfarkt. Ihr
Blutdruck sinkt meist nach einiger Zeit ab, man hat offensichtlich
ein Überwiegen der Parasympathicusaktivität; dies kann offensichtlich bis zum Vagustod führen.

<u>HALHUBER</u>: Also Vagustod auf der einen Seite, dann vermuten Sie
also auch einen "Sympathikustod" über einen erhöhten Sympathikustonus bei der Wut?

<u>VON HOLST</u>: Ja, Ja. Das ist auch verschiedentlich gezeigt worden.

<u>STOCKSMEIER</u>: Ja, Herr v. HOLST, Sie haben das so in den Raum
gestellt - "Stressmodell stimmt nicht". Ich würde das ganz gerne
relativiert sehen. Streßmodell in der bisher uns bekannten Form
stimmt nur teilweise. Wenn ich mir überlege, Ihre Schweineversuche, von denen Sie gestern berichteten, Schweine die Valium
bekamen und besser lebten und wenn ich sehe, daß unsere Stress-
Experimente an Menschen gezeigt haben, daß ein erstklassiger
Stressabschirmer der Tranquilizer Tavor ist, und eindeutig besser
abschneidet als ein schwacher Tranquilizer, dann sehe ich da
doch gewisse Generalisierungsmöglichkeiten. Ich glaube schon,
daß wir hier genauer und differenzierter aufbauend auf dem bisherigen Stresskenntnissen vorgehen müssen. Und es gibt ja eine
Untersuchung, in der Autoren vermeinen, nachweisen zu können, daß
z.B. der psychische Stressor eher mit Nor-Adrenalin beantwortet
wird, der somatische eher mit Adrenalin. Da gibt es Studien, die
zeigen, daß das nicht stimmt, aber ich glaube, egal wie man dazu
steht, die Zeichen stehen dahin, daß man lernt, diese ganze Problematik differenzierter zu sehen. Und wenn wir unsere Risikofaktoren sehen - nehmen wir beispielsweise das Rauchen - der normale
Kettenraucher, wenn ich den eine Zigarette rauchen lasse, dann

138

sehe ich überhaupt keine Reaktion in irgendwelchen Adrenalin-
Nor-Adrenalinspiegeln oder sonstige Veränderungsmechanismen des
Stoffwechsels. Wenn ich einen Nichtraucher eine Zigarette inha-
lieren lasse, sofern er das also kann, finde ich stärkste Reaktionen. Möglicherweise ist es so, daß unsere Risikofaktoren
im Endeffekt chronische Stressoren sind und weder unsere Modelle,
noch unsere Meßmethoden differenziert, diffizil genug sind,
diese unterschwellige Summation von Reizen, wie Sie vorhin sagten, in ihrer Wirksamkeit zu erfassen - immerhin geht es ja um
Reizzeiten von 10, 20, 30, 40 Jahren. Wir können offensichtlich noch nicht genügend differenzieren und fein genug messen.
Ich hoffe, daß wir in naher Zukunft schon zu einer "Auflösung
der Unspezifität" in bestimmten Bereichen kommen.

Ein ganz anderes Beispiel ist der "Unterstress", wenn ich's mal
so sagen darf, d.h. also die Gegenseite. Wir reden nämlich ein
bißchen, glaube ich, zuviel von der Überlastung. Es gibt Untersuchungen, z.B. von DEITRICK u. WHEDON (1948), hinsichtlich
des sogenannten "Bettschadens". Es wurden kerngesunde Jugendliche für 6 Wochen ins Bett gelegt, sie mußten sogar auf's Steck-
becken und haben ansonsten nur lesen dürfen. Nach diesen 6 Wochen
hatten die Jugendlichen einen solch starken Trainingsrückstand,
und bis zu 30% Muskelverlust und bis zu 20% Kraftverlust, daß
man sich durchaus überlegen sollte als Klinikchef, ob es ärzt-
licherseits verantwortbar ist, Menschen für längere Zeit stramm
ins Bett zu legen, wenn's vielleicht nicht unbedingt nötig ist.
U.a. haben die Messungen ergeben, obwohl eindeutig vom Physiologischen her ein Schaden gesetzt wurde, daß sich in den Hormonen
überhaupt nichts geändert hatte. D.h. also den Unterstress,
also den Pegel auf der anderen Seite der Skala, "Stress", haben
wir zu wenig "im Griff" und vielleicht reden wir deshalb auch
so ungern darüber. Ich finde, es wäre wichtig, wenn wir uns alle
etwas mehr Gedanken machten, wie wir diffiziler in die Meßtechniken hineinkommen, daß wir rechzeitiger die Chronizität von
Risiken erfassen können. Ich möchte das vielleicht bildlich darstellen: Wir haben mit den bisherigen Meßmethoden die Spitze des
Eisberges erfaßt, die über dem Wasser ist. Wir laufen aber mit
unserem "Lebensschiff" immer unten gegen das Eis und kentern,

sprich: wir bekommen z.B. Herzinfarkt oder Ulcus, weil wir nicht
unter die Wasseroberfläche gekommen sind, um unten mit diffizile-
ren Techniken, sprich: U-Boot oder Unterwasserbeobachtungsgeräten,
die Gefahr rechtzeitig auszumachen. Die Epidemiologie trifft
immerhin schon etwas in diesem schwierigen Bereich, denn sie kann
schon sagen: wenn du Richtung Alaska fährst (z.B. rauchst), ist
deine Chance, an einen Eisberg (z.B. Herzinfarkt) zu kommen,
größer, als wenn du Richtung Äquator (Nichtraucher) fährst.

VON EIFF: Zweifellos basieren Stressreaktionen auf phylogene-
tischen Mechanismen. Für die Auslösung solcher Reaktionen ist
eine bestimme Zone im Hypothalamus verantwortlich, die HESS die
dynamogene Zone genannt hat und die von FOLKOW als "defence area"
bezeichnet wird. Die Funktionsweise dieses hypothalamischen Ge-
biets macht es verständlich, daß bestimmte autonome Reaktionen
in Stresszuständen entstehen. Bedeutet dies, daß Stressreaktionen
immer unspezifische Reaktionsmuster darstellen, wie es von SELYE
angenommen wird? Wir haben vorhin schon gesehen, daß es ge-
schlechtsdifferente Reaktionen gibt, d.h. wir haben ein spezifisches Reaktionsmuster bereits kennengelernt. Bei Untersuchungen
mit verschiedenen Stressoren ist uns aber auch noch ein weiteres
spezifisches Reaktionsmuster aufgefallen, das dadurch charakterisiert ist, daß unter Lärmeinfluß die Pulsfrequenz ein anderes
Verhalten zeigt, als unter dem Einfluß anderer Stressoren. Über
die Bedeutungen dieses Phänomens kann ich im Augenblick noch keine
Aussage machen; zur Zeit laufen Untersuchungen, die dieses Phänomen näher analysieren sollen. Andere scheinbar spezifische
Reaktionsmuster hängen lediglich mit der Stärke des Stressors
zusammen. In den von Herrn VON HOLST erwähnten Versuchen von
GELHORN konnte gezeigt werden, daß bei einer schwächeren Reizung
entsprechend hypothalamischer Zentren nur eine nervöse Sympathi-
kusaktivierung stattfindet, bei einer wesentlich stärkeren Reizung
jedoch der Katecholaminmechanismus in Gang kam. Durch andere
Untersuchungen wissen wir, daß bei einer bestimmten Reizstärke
auch der Renin-Aldosteron-Mechanismus ausgelöst werden kann.
Unterschiedliche Reaktionsmuster enstehen hier also lediglich
durch die Stärke des auslösenden Reizes. Solche Phänomene sind
unter einer unspezifischen Stressreaktion zu subsumieren.

Für die Klinik kann es wichtig sein, die Reagibilitätszustand
dieser hypothalamischen Zentren kennenzulernen, um z.B. über die
Stressanfälligkeit eines Menschen Klarheit zu bekommen. Mit Hilfe
von 3 Methoden können wir z.Zt. die Stressreagibilität überprüfen:

1. mit Hilfe des Mecholyl-Tests, wo untersucht wird, ob die Person
   einen Hyper-, Normo- oder Hyporeaktor darstellt, wobei nach
   unseren Untersuchungen Hyperreaktoren nach dem 45. Lebensjahr
   immer als pathologisch anzusehen sind,

2. mit Hilfe des Stressversuchs, wo geprüft wird, ob abnorme
   Reaktionen auftreten,

3. mit Hilfe der Pulsfrequenzvariabilität, wo bestimmte Verhaltensweisen auf eine abnorme Reagibilität des autonomen Nervensystems schließen lassen.

In den Stressversuchen wird aber auch die Reaktionsweise der
autonomen Funktionen unmittelbar untersucht. Besonders wichtige
Parameter neben dem Blutdruck und der Pulsfrequenz sind der inte-
grale Muskeltonus, die Fingerpulsamplituden, Atemminutenvolumen
und Atemfrequenz; die Atmungsgrößen spielen bei bestimmten Krank-
heitsbildern eine besondere Rolle, das Verhalten des Muskeltonus
ist bei jeder Stressreaktion von Bedeutung. Es ist sinnvoll, den
integralen Muskeltonus zu messen, wenn man bei irgendeiner Untersuchung wissen will, ob sich der Patient im Ruhezustand befindet
oder nicht. Andererseits läßt sich bei entsprechender Versuchs-
anordnung aus der Stärke der Muskelaktivität die Stärke der
Stressreaktion ablesen.

LEVI: Da waren 3 Fragen. Die _erste_ war Stressmessung intraindividuell. Das _zweite_ Stressmessung interindividuell und das _dritte_
die pathogene Bedeutung dieser verschiedenen Parameter. Mit den
intraindividuellen ist es so: wir haben Vergleiche gemacht zwischen
Schätzungen von Müdigkeit einerseits und subjektivem Stress
andererseits und Katecholaminausscheidungen dritterseits in diesen
Langzeitversuchen, die wir also drei Tage und drei Nächte lang
betrieben haben. Und dann findet man statistisch hochsignifikante
Relationen zwischen den verschiedenen Katecholaminen einerseits

und den verschiedenen subjektiven Faktoren andererseits. Da ist
solch eine große Gesetzmäßigkeit in den Korrelationen, daß es
sehr erstaunlich wäre, wenn das nicht eine Relevanz hätte. Also
aus Zufall könnte so etwas nicht vorkommen. Und da gilt beides,
die Schwankungen über die 24 Stunden und die Veränderungen über
die drei Tage. Mit den interindividuellen Vergleichen haben Sie
sicher recht, wenn Sie sagen, daß man nicht Individuen gegen-
einander vergleichen kann; gewisse Leute liegen hoch, andere
liegen niedrig, gewisse haben eine hohe oder niedrigere Neigung
zu diesen Reaktionen, und aus einzelnen Messungen kann man überhaupt nichts sagen. Hat man aber größere Gruppen, sagen wir, 100
Leute, da kann man schon. Es ist unwahrscheinlich, daß 100 Hypo-
reaktoren in eine Gruppe kommen und 100 Hyperreaktoren in eine
andere. Da kann man also schon statistisch sagen: wenn man 100
Büroarbeiter hat in einem Großraum und 100 Büroarbeiter in einem
kleinen Raum, dann kann man schon Vergleiche machen zwischen den
beiden Gruppen, da es unwahrscheinlich ist, daß die Auswahl der
Person uns einen Streich spielt. Dann die dritte Frage über die
pathogenen Effekte, und da haben Sie wieder recht. Wir wissen
praktisch sehr wenig. Also wir haben die folgenden Komponenten
für unsere Diskussion mit Stressoren, die Individuen, die Eigenschaften der Individuen, die Reaktionen und schließlich als End-
point die Krankheiten. Wir wissen, daß zwischen Expositionen gewisse Stressoren und Morbidität ein Zusammenhang besteht. Das
haben viele retrospektive, epidemiologische Studien zeigen können.
Wir wissen aber nicht, durch welche Mechanismen das geht. Im
einzelnen Fall vielleicht können wir sagen, wahrscheinlich ist
es so oder so, aber allgemein gesehen wissen wir es nicht. Wir
wissen sehr wenig von der Pathogenese der sogenannten essentiellen
Hypotonie, von der Pathogenese des Magengeschwürs, von der Pathogenese des Myokardinfarkts, wir haben viele Hypothesen, aber wir
haben nichts Definitives. Und Sie haben ohne Zweifel recht, daß
es ein ganzes Muster von Reaktionen gibt, sicher nicht nur die
Katecholamine. Wir haben also die Katecholamine aus mehreren
Gründen studiert. Erstens als Indikatoren, zweitens als Präindi-
katoren und drittens als Erklärer. Es ist anzunehmen, daß sie
eine Rolle spielen, aber durchaus nicht die einzige Rolle, und
vielleicht nicht mal die wichtigste. Die Katecholamine spielen

herein, wie auch alle Hormone, die Sie genannt haben, die Korti-
kalisosteroide ohne Zweifel, T 3 und T 4 wahrscheinlich auch.

VESTER: Da ist doch eine Arbeitsgruppe, die aus dem Bereich von
Herrn SIDEK, KLEIN und anderen in Wien kommt. Die haben ein
ganzes Paket von Meßmethoden entwickelt, womit gerade diese unterschwelligen und auch individuell sehr verschiedenen Reaktionen
auf feinste Stressreize gemessen werden und zwar bevor überhaupt
eine hormonelle Ausschüttung erfolgt. Dazu zählen unter anderem
die Mikrovibrationen der Muskeln, die Veränderungen der Pulswellengeschwindigkeit und dann diese berühmte Erwartungswelle im EEG
und noch anderes. Würden Sie auch sagen, daß man so etwas generell
einführen sollte, um zumindest die mögliche Reaktion auf stärkere
Stressreize, die ja schon sehr gut in dieser Vorphase unterschieden werden kann, prophylaktisch zu bestimmen? Auch für den Arzt,
damit er z.B. weiß, wie ein Patient unter bestimmten Anforderungen
reagieren wird?

LEVI: Ja, ich möchte Ihnen dieses Schema zeigen. Hier links auf
dem Bilde nicht dabei, haben wir die sozialen Strukturen und
Prozesse, die werden erlebt. Gewisse von denen werden erlebt,
nicht alle und die, die erlebt werden, werden zu psychosozialen
Stimuli. Diese Stimuli wirken auf einen Organismus. Dieser Organismus hat genau in dem Sinne, wie wir es gestern abend gehört
haben, durch früheren Umwelteinfluß und durch genetische Faktoren
ein psychobiologisches Programm. Das macht, daß er auf eine Weise
reagiert, aber nicht auf eine andere, z.B. auf einen bestimmten
Stimulus, aber nicht auf einen anderen. Das Zusammenspiel zwischen
dem, was in dieser ersten und der zweiten Box ist, das macht,
daß der Organismus reagiert. Nicht alle Reaktionen sind für uns
gleich interessant. Die besonders interessanten sind die, die
krankheitserregende Mechanismen darstellen. Gewisse dieser Mechanismen sind spezifisch, haben also nur mit einer Situation oder
nur mit einem Individuum oder nur mit einer Krankheit etwas zu
tun. Diese sind ebenso interessant und ebenso wichtig wie die
unspezifischen. Das will ich besonders betonen. Also ist es ganz
richtig, daß man sich nicht von dem Begriff "Stress" dazu führen
läßt, daß man die spezifischen Stimuli, die spezifischen Individuen

und die spezifischen Reaktionen vergißt - um Gottes willen, das
wäre schrecklich. Aber - es ist ebenso interessant, die nicht-
spezifischen Mechanismen zu studieren, also die, die mehr oder
weniger auf alle Stimuli dieselbe Antwort sind, die bei einer
ganzen Menge von Leuten vorkommen und die nicht mit einer, sondern
mit vielen Krankheiten zu tun haben. Und die nennt man nach
SELYE "Stress". Das ist kein glücklicher Name, aber ist ziemlich
anerkannt, und ich glaube, wenn man von "Stress-Selye" spricht,
dann wissen Leute etwa, was man meint. "Stress" überhaupt nicht,
aber "Stress-Selye", dann weiß man, was gemeint ist. Das ist die
stereotype Antwort auf alle möglichen Anregungen, auf alle möglichen Beanspruchungen. Nun, dann geht dieser Prozeß weiter, in
unglücklichen Fällen bis zu Krankheits-Vorstadien und zur Krankheit. Das ganze System, das ganze ökologische System hat ein
Feedback, wie Sie sehen, und es wird durch interagierende Variablen verschiedener Sorte beeinflußt. Was ist jetzt für uns von
Interesse, und was wissen wir eigentlich? Erstens wissen wir,
daß zwischen Box 1 und Box 3 eine Relation da ist, eine kausale
Relation. Wir wissen zum Beispiel, daß, wenn man unter gewissen
Umständen schwierige Rechenaufgaben machen läßt, z.B. dieses
7569 minus 27, beim Rechnen hier gewisse Dinge passieren. Da gibt
es tausende Untersuchungen, da ist überhaupt kein Zweifel. Man
weiß auch, daß das psychobiologische Programm diese Reaktionen
beeinflußt. Wir haben eben gehört, daß es bei Frauen anders
vorgeht als bei Männern z.B. mit der Blutdruckreaktion. Wir
wissen, daß ganz junge Leute und ganz alte Leute vielleicht unter
gewissen Umständen verschieden reagieren. Wir wissen eine Zahl
von Daten, wie das Programm diese Reaktion beeinflussen kann.
Z.B. Leute, die paranoid sind, reagieren anders als solche, die
vertrauensvoll sind und so weiter und so weiter. Wir wissen auch,
daß es einen Zusammenhang gibt zwischen Box 1 und Box 5. Z.B.
im Sinne von REY und HOMES, Untersuchungen, die von TÖRLESS
THEORELL sehr schön gemacht worden sind. Sie zeigen, daß Leute
mit viel life-changes, besonders, wenn sie einen hohen discord-
index haben, eine erhöhte Morbidität haben, allgemein aber auch
bezüglich des Myokardinfarktes. Und wir wissen schließlich auch,
daß es eine Reaktion gibt zwischen Box 3 und 5, zwischen krank-
heitserregenden Mechanismen und Krankheit. Z.B. Leute, die,

sagen wir, hohen Blutdruck haben oder die hohe Cholesterin- oder
Triglyceridwerte habe-, die haben ein erhöhtes Risiko, gewisse
Krankheiten zu bekommen. Und schließlich wissen wir auch, daß
Interreagierende variabel alles das beeinflussen kann, z.B.
daß viele Tabak-rauchen, das viele Alkohol trinken usw. usw. Was
wir aber nicht wissen, ist das ganze System. Also wie führt dieses
plus dieses zu diesem und weiter zu diesem. Das wissen wir nicht.
Das einzige, was wir da wissen, kommt von Tierversuchen aber
Tiere sind nicht Menschen. Die Tierversuche helfen uns, Hypothesen
aufzustellen. Aber die Hypothesen müssen dann am Menschen studiert
werden. Die Frage ist dann, wie? Ich glaube, die Antwort ist die
folgende: Wir können zuerst die Probleme identifizieren. Das
können wir mit epidemiologischen Methoden machen, mit Fragenbögen,
mit Befragungen, dann wissen wir etwas über die Situation der
Leute, welche Charakteristika sie haben und wie sie darauf reagieren. Wir wissen aber nicht, welches das Huhn und welches das
Ei ist, was ist die Ursache dazu. Wir haben nur Korrelationen,
nicht Kausalität. Dann können wir die zweite Stufe nehmen, nämlich Untersuchungen von denen TÖRLESS THEORELL eben erzählt hat.
Man untersucht eine Hochrisikogruppe in einer Hochrisikosituation
über eine längere Zeit und macht das interdisziplinär. Man studiert sie soziologisch, psychologisch, physiologisch, biochemisch,
und man studiert auch, was in ihrer Situation vorkommt. Und auf
diese Weise weiß man die Zeitfolge der verschiedenen Phänomene;
was kommt zuerst und was kommt dann und was kommt an dritter
Stelle? Immer aber kann man nicht mit Sicherheit sagen, was zu
was führt. Das kann man nur in Experimenten machen. Dann ist die
Frage, kann man solche Experimente überhaupt machen. Man kann
ohne Zweifel, was in Box 3 ist, erzeugen. Also erhöhte Ausschüt-
tungen von Adrenalin und Noradrenalin und Corticosteroide, erhöhten Erhalt von, sagen wir, T 3 und T 4 im Plasma usw. Da sind
keine Probleme.Aber wir können aus ethischen Gründen Leute nicht
krank machen. Wir können aber ethisch einwandfrei Leute gesund
machen. Wir sollten also Leute wählen, die in einer Risikositua-
tion sich befinden und die eine Risikogruppe sind, also Risiko-
eigenschaften haben, und dann können wir versuchen zu interve-
nieren. Wir können die Situation verändern, oder wir können ihre
Reaktionsweise verändern in der vermutet günstigen Richtung und

auf die Weise können wir im Labor und im wirklichen Leben unsere
Hypothesen prüfen, und zwar auf solch eine Weise, daß wir eindeutige Antworten bekommen.

<u>NÜSSEL</u>: Ich darf vielleicht noch etwas ergänzen. Wenn man die
Fälle anhört, die als typische psychosomatische Infarktfälle mit
einem entsprechenden psychosozialen Hintergrund vorgestellt
werden, dann findet man immer wieder, daß zwar eine "tolle Bio-
graphie", die eine psychosomatische Genese des Herzinfarktes sehr
plausibel erscheinen läßt, dargestellt wird; die Patienten mit
diesen Biographien sind aber nicht frei von somatischen Risikofaktoren. Das wundert mich nicht, denn immerhin haben ja 97%
aller Herzinfarkte irgendeinen der bekannten somatischen Risikofaktoren. Das ist vor allem bei den jüngeren Infarktpatienten
der Fall. Es ist also sehr schwierig, Einzelfälle zu finden, deren
Infarkt ausschließlich psychosomatisch erklärt werden kann.

Ich möchte aber jetzt doch einmal ketzerisch etwas anderes sagen:
Man weiß, daß heute die Risikofaktoren Brücken darstellen, die
vom Ufer risikoreicher Lebensformen zum Ufer des Herzinfarktes
führen. Ich glaube, Herr THEORELL hat gestern gesagt, daß in
Schweden die Infarktrate nach dem Kriege nicht wesentlich angestiegen sei. Dies ist wichtig, denn in Deutschland hat die Infarktrate nach dem Kriege massiv zugenommen. Die Koronar-Todes-
rate ist auf das Fünffache angestiegen. Die Todesursachen-Stati-
stiken sind, zumindest in der Bundesrepublik, weit zuverlässiger
als wir es gedacht haben. Vor diesem Anstieg der Koronartodes-
fälle kam es in Deutschland zu einer massiven allgemeinen Überernährung und als Folge davon zu einer weiten Verbreitung der
ernährungsabhängigen Risikofaktoren. Über diese Brücken der
Risikofaktoren rollen vom Ufer des Verhaltens und der Gesellschaft
zum Ufer der Entstehung des Herzinfarktes all jene Elemente,
die notwendig sind, um das Bedingungsgefüge für den Herzinfarkt
aufzubauen. Die somatischen Risikofaktoren bilden mit Sicherheit
solche Brücken. Ob auch andere Faktoren, wie z.B. der Stress-
Brücken zum Ufer des Herzinfarktes bilden, ist heute noch außerordentlich ungesichert. Bei diesem Werkstattgespräch wurden uns
zwar tolle Daten und tolle Möglichkeiten zur Messung bzw. Unter-

146

suchung von Stress aufgezeigt; von Sonderfällen abgesehen, ist
aber nirgendwo herausgekommen, daß sagen wir mal, Stress im
Direktwege Herzinfarkt verursacht. Ich bin deshalb der Meinung,
daß wir uns im Rahmen der praktischen Medizin auf die Beeinflussung des risikoreichen Lebensstils mit dem Ziel der Vermeidung
von somatischen Risikofaktoren konzentrieren sollten. Nur im
forscherischen Bereich sollten wir davon reden, daß "Stress" -
wir benutzen diesen Begriff im Sinne des Jargons - Herzinfarkt
bewirken kann. Wissenschaftler sehen in dieser Aussage eine
Hypothese und so lange nichts anderes, bis entsprechende Beweise
vorliegen. Tragen wir aber diese Hypothesen in die Bevölkerung,
so wird diese verunsichert. Viele werden eine Verursachung durch
Stress sehr gerne für sich in Anspruch nehmen. Sie werden Stress,
nicht aber Überernährung, Bewegungsmangel und Zigarettenkonsum
vermeiden. Eben diese Formen risikoreicher Lebensstil sollten
zunächst abgebaut werden. Ist dies erfolgt, dann ist es auch
wesentlich leichter, den Stress in seiner Bedeutung wissenschaftlich zu erkennen.

VON EIFF: Herr NÜSSEL, am Beispiel der Hypertonie möchte ich
Ihnen zeigen, wie solche Untersuchungen durchgeführt werden können. Bei jungen Menschen, von denen man anamnestisch eine genetische Belastung erfahren hat, müssen Untersuchungen, wie ich
sie vorhin dargestellt habe, durchgeführt werden, um zu erkennen,
ob sie stressgefährdet sind. In prospektiven Studien kann man
dann prüfen, ob die als stressgefährdet bezeichneten Personen
eher eine Hypertonie entwickeln als die genetisch belasteten,
aber im Stressversuch unauffälligen Personen.

NÜSSEL: Wir haben das Problem, in der Bevölkerung die Infarktrate
zu reduzieren. Das ist unsere Aufgabe. Die Frage ist: Wie erreichen wir das? Ich glaube, das erreichen wir nur mit dem "Buschmesser". Was meine ich damit? Bei der Gesundheitserziehung sollten wir zunächst einmal alle ungesicherten Faktoren ausschalten
und uns auf das konzentrieren, was
a) gesichert ist und
b) einigermaßen bald zum Ziel führt.
Wenn Sie jetzt - und das ist meine Kritik an der "Stressgeschichte"

- zu sehr das Element Stress in die Gesundheitserziehung hinein-
bringen, dann wird jeder Stress für sich als Krankheitsursache
in Anspruch nehmen. Er wird weiter rauchen und essen, weil der
Verzicht hierauf vermehrt Stress bedeutet. Nicht im wissenschaftlichen Bereich, wohl aber in unserer Öffentlichkeitsarbeit
sollten wir alles Unsichere weglassen, uns auf einige wesentliche
Punkte beschränken und in diesem Sinne sollten wir den Blick der
Bevölkerung auf den risikoreichen Lebensstil und auf seine Folgen
konzentrieren.

KÖNIG: Ich will diese Diskussion für mich in einer Detailfrage
an Sie vertiefen. Das ganze Konzept ist für mich sehr einleuchtend. Könnten Sie vielleicht noch einige Punkte nur mit Ergebnissen füllen, übersichtlichen Ergebnissen? Vielleicht zu der
Frage: Krankmachender Stress? Gibt es auch einen nichtkrank-
machenden Stress?

LEVI: Unsere Aufgabe ist eine zweifache. Erstens zu beschreiben,
was in jeder Box da ist, zweitens zu beschreiben, das Verhältnis
zwischen den verschiedenen Boxen. Hier werden speziell die negativen Effekte diskutiert. Da wir uns für die Pathogenese interessieren, von der uns gestern abend schon erzählt wurde, sollten wir uns eigentlich ebensoviel mit den positiven Effekten
befassen. Also diesen "Escapers".

Warum werden gewisse Leute nicht krank, obwohl sie denselben
Risikofaktoren ausgesetzt waren wie die anderen? Das ist eine
sehr wichtige Frage. Und da will ich Ihnen etwas Praktisches
erzählen. Professor SCHAEFER war gestern ein bißchen pessimi-
stisch. Er hat ziemlich viel über den Konservatismus unserer Kollegen gesprochen. Er hat gesagt, wie schwer es ist, diese Ideen
zu verbreiten usw. usw. Wir sollen da aber nicht vergessen, daß
die Weltgesundheitsorganisation, daß die World Health Assembly -
die Generalversammlung - diese Fragen gerade jetzt im Mai diskutiert hat und das vorige Jahr, und da kam ein ziemlich großes
Programm und eine Resolution heraus, die klar sagen, daß psychosoziale Faktoren die Gesundheit beeinflussen auf folgende Weise:
erstens direkt über die Gesundheit, zweitens über die Gesundheits-

pflege und drittens über die Lebensqualität. Und da war volle
Einigkeit von Mao's China bis zur Vatikan-Stadt. Ihre Frage ist
ziemlich schwer detailliert zu beantworten, weil wir das nicht
mit den anderen Faktoren beweisen können. Ich habe aber diese
Resolution und dieses Programm und werde es Ihnen gerne geben.
Da steht ziemlich viel darüber. Da ist auch von zwei Problem-
gruppen die Rede, die speziell studiert werden sollen. Die eine
ist "familyfunctioning", wo man gerade daran interessiert ist,
wonach Sie gefragt haben. Wie kommt es z.B., daß in gewissen
Familien ein Schizophrener vorkommt, der die Familie absolut zerstört und der selbst zerstört wird, während in anderen Familien
die Familienfunktion so ist, daß dem Patienten geholfen wird und
die Familie noch immer funktioniert. Was ist der Unterschied
zwischen diesen beiden Familientypen – dem schützenden Typ und
dem destruktiven Typ – für die Familie selbst und das Individuum?
Das ist eine Frage, bei der also nicht nur nach der Krankheit,
sondern auch nach der Gesundheit gefragt wird. Die zweite Frage
ist das "Entwurzeln", – sagt man so im Deutschen? Die Entwurzelung
kann geographisch sein, wie bei der Migration – z.B. die Gast-
arbeiter –, sie kann aber auch temporal sein, z.B. wie es am
Amazonas jetzt vorkommt. Man baut dort eine Straße, die Leute
lebten zuerst im 16. Jahrhundert – und über Nacht kommen sie ins
20. Jahrhundert. Oder Leute arbeiten als Bauern im afrikanischen
Busch und kommen über Nacht in die Industrie. Sie machen also
über Nacht eine Reise von mehreren hundert Jahren. Wie wirkt sich
das auf die Gesundheit, auf das Familienleben, auf die Lebensqualität aus? Solche Fragen werden in den nächsten Jahren ziemlich
intensiv studiert werden.

HALHUBER: Ich darf einen Gedanken beitragen, den ich vor kurzem
in der zweiten Auflage des Buches "Koronarsklerose und Herzinfarkt" von Werner HAUSS (1976) gelesen habe. Er ist, so glaube
ich, nicht uninteressant. Er stellt im Kapitel über die Risikofaktoren die Frage, warum es nur eine Epidemiologie der Risikofaktoren und nicht eine Epidemiologie der gesundheitsfördernden
Faktoren gäbe? Ein Gedanke, der mir, glaube ich, gerade für die
Epidemiologen sehr ergiebig zu sein scheint.

<u>STOCKSMEIER</u>: Ich hatte ein bißchen den Eindruck, Herr NÜSSEL, daß
Sie lieber den Stress ausgeklammert sehen, zumindestens vorläufig
als "etwas unsicheren Zeitgenossen". Ich glaube auf der anderen
Seite, daß man das Stresskonzept ausweiten sollte und eher die
Risikofaktoren durchaus in diesem inhaltlichen Zusammenhang sehen
kann. Wir haben Untersuchungen sowohl an Studenten, wie auch an
erwachsenen Älteren, zum Teil Hypertonikern gemacht, die mehr-
stündig gestresst wurden. Wir konnten eigentlich "künstlich" nahezu alle Risikofaktoren erzeugen. Wenn Sie gezielte Untersuchungen
sehen, so finden Sie auch Bestätigungen z.B. in Cape Kennedy vor
einem Mondraketenschuß – innerhalb der letzten Tage davor – stieg
der Blutdruck bei allen Beteiligten permanent an, 50% waren
hyperton; nachdem der Raketenschuß erfolgt war, sank die Blutdruck-
rate wieder auf die alte Quote von etwa 30% Hypertonie. Wenn
jetzt jemand genetisch labil ist, kann es sein, wenn er z.B.
länger gereizt ist, daß er dann einen manifesten Hypertonus entwickelt. Demnach ist vielleicht sogar die ganze psychosoziale
Stressung einer der Grundmotoren für unser Risikofaktorenmodell.
Es wurde vorhin gesagt, daß die Risikofaktoren wirksam sind (das
ist ja irgendwie unser täglich' Brot) und daß wir eigentlich
das Schema umdrehen könnten, um den Beweis zu erbringen – das
ist auch meine Philosophie –, aber ich würde sie ganz gerne hier
in den Raum stellen, denn es gibt auch Menschen, die abstreiten,
daß Risikofaktoren wirksam sind. Ich kann ihre Wirkung aber so
nicht beweisen, weil ich Menschen, die gesund sind, nicht in
Käfige sperren kann, um auf sie z.B. Zigarettenrauch einwirken
zu lassen, damit sie einen Herzinfarkt entwickeln. Ich kann aber
den Spieß theoretisch doch umdrehen und sagen: wenn ich die
Risikofaktoren wegnehme und die Personen leben dann länger und
angenehmer und haben höhere Lebensqualität (wie immer ich das
messe), so habe ich damit doch bewiesen, daß die Risikofaktoren
wirksam und existent sind. Ist das richtig? Oder gibt es da Bedenken? Von der Psychologie her muß es Bedenken geben, von den
gesamten methodischen Konzepten her. Dieses Vorgehen ist aber
Herzstück aller Interventionsmodelle, die wir ja eigentlich
systematisch immer mehr gerade in der Bevölkerungsforschung prak-
tizieren, weshalb ich das gern nochmals hier diskutiert sähe.

150

<u>THEORELL</u>: Ja, noch einmal zu dem Statement von HEYDEN. Er hatte
genauso geschrieben, wie Herr Dr. NÜSSEL gesagt hat, und ich
glaube, daß das nicht die richtige Perspektive hier ist. Also wenn
man als Epidemiologe in einer traditionellen Forschungsstation
sitzt, da ist es wahrscheinlich nicht einfach, etwas mit psychosozialen Risikofaktoren zu tun zu haben. Das halte ich für die
Erklärung, warum wir soviel Aggressivität zwischen den Klinikern
und den Soziopsychologen in diesen Diskussionen erleben.

<u>LEVI</u>: Ja, Uwe (STOCKSMEIER), du hast micht gefragt, wie man eine
solche Bewertung machen soll, wie man eine solche kontrollierte
Intervention durchführen kann? Sagen wir, daß wir zeigen konnten,
daß diese Drei-Schichtarbeit mit Wechsel jede Woche ungünstig ist,
daß sie zu nervösen Beschwerden führt, daß sie zu Magenbeschwerden
führt, daß sie zu einer Zerrüttung von dem 24 Stunden-Rhythmus
führt, daß sie zu negativen, sozialen Folgen führt. Schön. Dann
kann man eine Intervention machen, dadurch, daß man das Modell
ändert. Z.B. man tauscht statt jede Woche jeden zweiten Tag, oder
man macht es auf eine Weise für eine Gruppe, die einen Rhythmus
hat, die z.B. einen sehr stabilen Rhythmus hat und auf eine andere
Weise für eine andere Gruppe, die einen sehr labilen Rhythmus hat.
Und auf diese Weise, wenn man nicht nur den starting-point und
den end-point studiert, sondern auch was dazwischen liegt, nämlich
die Mechanismen, kann man den ganzen Prozeß studieren. Also
nicht nur, daß Leute gesünder werden, sondern auch wie solche
Faktoren beeinflußt werden, die mit der Pathogenese wahrscheinlich
zu tun haben, während wir die Pathogenesenbeeinflussung demonstrieren und die Morbiditätsänderung demonstrieren können. Dann
haben wir wirklich etwas gezeigt. Das ist die erste Frage und
die zweite Frage dieser Diskussion über Stress. Stress ist ganz
einfach eine Hochrisikoreaktion, nichts anderes. Es ist nicht
mal sicher, daß das der Fall ist. Es gibt ziemlich viele Indizien,
daß es so ist, vor allem bei Tierversuchen. Aber keine end-
gültigen Beweise. Stress ist nicht die Erklärung <u>aller</u> Krankheiten. Das ist nicht die Lösung aller medizinischen Probleme. Es
ist eines von vielen, wahrscheinlich eines von vielen pathogenetischen Mechanismen, nichts anderes. Und wir brauchen eine kritische Überprüfung, eine experimentelle Überprüfung der Bedeutung

von diesem Konzept. Das kann experimentell gemacht werden und
das sollte experimentell gemacht werden, statt diesem Herumreden
Jahrzehnt nach Jahrzehnt. Vierzig Jahre sind vergangen, seitdem
SELYE diesen Begriff vorgeschlagen hat, und noch immer spricht
man: stimmt er oder stimmt er nicht? Ist es wirklich nicht
möglich, wissenschaftlich zu überprüfen?

NÜSSEL: Die Notwendigkeit der Stressforschung steht wohl außer
Diskussion. Ich denke jetzt an das praktische Vorgehen und möchte
mit einem Bild deutlich machen, was ich meine. Wenn eine Gruppe
von Arbeitern in der prallen Sonne tätig ist, haben die einen
ein Hemd an, die anderen arbeiten mit freiem Oberkörper. Warum?
Die einen wissen, daß ihre Haut durch Sonne verbrannt wird, die
anderen wissen, daß die Haut lediglich gebräunt wird. Die einen
reduzieren also den Einfluß der Sonne, die anderen setzten sich
ihr voll aus. Entspricht nun in diesem Bild der Sonnenschein
unserem üblichen risikoreichen Lebensstil, so wäre es zu wünschen,
daß sich die Arbeiter gegenüber dem risikoreichen Lebensstil
verhalten, wie gegenüber der Sonne; d.h. jene, die zum Dickwerden
neigen, reduzieren die üblichen Eßgewohnheiten, während die
anderen, deren Gewicht normal bleibt, weiterhin so viel essen
und trinken, wie es dem üblichen Lebensstil entspricht. Durch
eine individuelle Reduktion der dem Sonnenschein gleichgesetzten
risikoreichen Lebensweise, sollten wir zunächst einmal versuchen,
die Infarktinzidenz zu senken. Im Verlauf dieser Beobachtungszeit
kann die methodisch äußerst schwierige Stressforschung in einer
Weise weiterentwickelt werden, wie es hier im Raum heute so eindrucksvoll dargestellt wurde.

BUTOLLO: Der Vorschlag von Herrn NÜSSEL scheint mir einer Inten-
tion dieser Veranstaltung zu widersprechen, nämlich dem Versuch,
eine Brücke zwischen Stressforschung im Laboratorium einerseits
und klinischer Forschung andererseits zu suchen bzw. zu bauen.
Selbst wenn man diese hypothetischen Prädiktoren und deren Wirkung noch nicht genau kennt, sie vielleicht nur aus Retrospektiv-
studien ahnt, lohnt es sich u.U., sie in Präventivstudien zu verändern. Auf diese Weise kann ein Experiment gemacht werden, das
schlimmstenfalls keine Ergebnisse bringt. Wenn aber das Resultat

positiv ist, hat man ein starkes Argument für die Bedeutung dieser
präventiven Indikatoren - und zudem Kenntnis von ihrer Veränderbarkeit. Die systematische Erforschung von Prädiktoren oder
Risikofaktoren außerhalb einer Interventionsstudie ist methodisch
so aufwendig, daß man besonders bei psychologischen oder sozialen
Variablen noch lange auf schlüssige Befunde wird warten müssen.
Soll deshalb eine diesbezügliche Intervention - therapeutisch
oder prophylaktisch - unterbleiben? Wenn diese Intervention nicht
schädlich ist, sollte man den Versuch einer Änderung im Rahmen
kontrollierter Studien wagen, selbst wenn die Details der Wirkungsfaktoren noch nicht geklärt sind. In der Psychotherapieforschung z.B. ist dieses Vorgehen, therapeutisches Vorgehen
nur zum Teil durch solide abgesicherte <u>Theorien</u> "gedeckt", ohne
daß seine <u>Wirksamkeit</u> deshalb ausbleiben muß. Ohne die Details
zu kennen, wage ich jedoch zu behaupten, daß dies auch in der
Chemotherapie ähnlich ist.

Eine positive Interventionsstudie ist aber auch umgekehrt noch
kein Beweis für die Adäquatheit der ihr zugrundeliegenden Theorie,
lediglich für die Bedeutung der in der Intervention veränderten
Prädiktoren bzw. Risikofaktoren. Damit ist eine alte Frage der
Psychotherapieforschung angeschnitten: Kann man Interventions-
studien, in denen viele andere Faktoren noch mit verändert werden, ganz spezifisch Aspekte eines Modells prüfen? Das Paradebei-
spiel ist hier die Psychoanalyse. Bei einem relativ differenzierten Modell ist die Intervention relativ einfach. In dieser relativ
einfachen Intervention gehen sehr viele theorienspezifische Aspekte mit ein. Wenn sich dann eine Veränderung einstellt, hat
man damit nicht unbedingt einen Beweis für das Modell erbracht.
Ähnliches war in der Verhaltenstherapie, genauer beim Verfahren
der systematischen Desensibilisierung chronischer Ängste, zu
beobachten. Das lernpsychologische Konditionierungsmodell war
die theoretische Grundlage einer Intervention, deren Wirksamkeit
heute gut belegt ist. Stimmt deshalb das Konditionierungsmodell?
Zehn Jahre später erkannte man, daß durch das am Konditionierungsmodell orientierte therapeutische Vorgehen Prozesse ausgelöst
werden, die ganz anderer Art sind als sie im Rahmen des Kondi-
tionierungsmodells vorgesehen sind. Durch verschiedenen Umstände

führen sie jedoch zur gewünschten Veränderung der Symptome und
der Störungen. Damit soll klar gemacht werden, daß eine Trennung
von klinischer Forschung und Grundlagenforschung sowie das Warten
auf endgültige Ergebnisse <u>vor</u> einer klinischen Anwendung eine
problematische Strategie sein kann - etwas mehr Pragmatik sollte
sich bei der Veränderung psycho-sozialer Faktoren günstig auswirken.

<u>VON EIFF</u>: Herr HALHUBER hat mich gebeten, zu der Frage Stellung
zu nehmen, wie sich aus Stresszuständen krankhafte Mechanismen
entwickeln können. Bezüglich der essentiellen Hypertonie haben
wir uns über dieses Problem Gedanken gemacht und folgende Hypothesen aufgestellt: Die essentielle Hypertonie basiert primär
auf einem einzigen pathogenetischen Mechanismus, nämlich auf einer
Hyperaktivität der sympathischen Strukturen im Hypothalamus.
Bei dieser Hyperaktivität spielen hereditäre Faktoren und Umwelteinflüsse die entscheidende Rolle. Sind nun - analog den Katzen-
versuchen von GELHORN - die Stressoren sehr intensiv, dann können
durch die hypothalamische Hyperaktivität direkt hormonale Mechanismen in der Nebenniere und eine verminderte Durchblutung der
Nieren mit verstärkter Reninsekretion ausgelöst werden. Außerdem
kommt es indirekt über den Hochdruck zu Gefäßveränderungen. Diese
verschiedenen Mechanismen führen dazu, daß der Verlauf der Hoch-
druckerkrankung unabhängig von der zentralnervösen Aktivität
verlaufen kann. Im allgemeinen spielt also in dieser Betrachtungsweise der Stress nur in der ersten Phase der Hypertonie eine
entscheidende Rolle. Aus zuverlässigen Beobachtungen in der Literatur weiß man aber, daß auch eine bestimmte Verlaufsform der
Hypertonie, nämlich die maligne Phase, durch intensiven Stress
ausgelöst werden kann. Dieser Mechanismus ist bei den angegebenen
Modell leicht verständlich. In einem solchen Fall kommt es zu
einer besonders intensiven Aktivierung des Renin-Aldosteron-Mechanismus.

Diese Überlegungen bedeuten, daß in dem pathogenetischen Mechanismus der Stress zwar eine entscheidende Rolle spielt, hereditäre Faktoren aber eine conditio sine qua non darstellen. Ohne
hereditäre Belastungen führt ein Stress im allgemeinen nur zu

einer vorübergehenden hypertonen Regulationsstörung, die allerdings, wie im Experiment im Laboratorium, erhebliche Ausmaße annehmen kann. Länger dauernder Stress bei entsprechender hereditärer Belastung hingegen, beziehungsweise besonders starker Stress, können die eben beschriebenen pathogenetischen Mechanismen auslösen.

KONZETT: Sie glauben also, einen Test zu haben, der es ermöglicht, Reaktionsphänomene gegenüber Risikofaktoren graduell einzustufen und damit prognostische Aussagen machen zu können. Nur eine Frage dazu: Haben Sie den Mecholyl-Test bei einem und demselben Patienten über längere Zeit wiederholt angewendet und mit welchem Ergebnis? Haben Sie den Test bei Patienten, die an einer Hypertonie erkrankt sind, nach einer medikamentösen Normalisierung der erhöhten Blutdruckwerte wiederholt, z.B. nach Verwendung von β-Rezeptoren-Blockern? Wie verhält sich die Reaktion auf den cold pressor-test mit der Reaktion auf den Mecholyl-Test? Und schließlich: Sie sagten, der Musculus extensor digitorum communis eigne sich zur Abnahme von Aktionspotentialen besonders gut, weil er am empfindlichsten reagiert. Die Empfindlichkeit ist also größer als bei Anwendung welches anderen Parameters?

VON EIFF: Darf ich mit der ersten Frage anfangen? Wir finden Muskeltonussteigerungen öfter auch ohne Herzfrequenzsteigerungen und Erhöhungen des Blutdruckes. Folgende weitere Fragen wurden mir gestellt:

1. Wird das Kriterium der Muskeltonussteigerung im Ruhe- oder Erregungszustand benutzt? Für die Problemstellung, die ich vorhin skizziert habe, ist das Muskeltonusverhalten im Ruhezustand wichtig. Hier geht es also nicht darum, ob abnorme Stressreaktionen auftreten, sondern ob im Ruhezustand abnorm hohe Muskelaktivität gemessen wird.

Die zweite Frage bezieht sich auf die Mecholyluntersuchungen; sie gliederte sich in vier Einzelfragen:

Der Status eines Hyper-, Normo- oder Hyporeaktors bleibt bei gleichen äußeren Bedingungen über mehrere Tage konstant. In solchen Fällen läßt sich lediglich ein gewisser Adaptationseffekt nachweisen, der zu einer geringen Abschwächung der Reagibilität führt.

Untersuchungen über den Einfluß von Pharmaka auf die Sympathikus-reagibilität im Mecholyltest wurden in verschiedener Weise durchgeführt. Coffeininjektionen z.B. führten zu einer verstärkten Reagibilität. Hingegen schwächte die Behandlung mit Psychopharmaka die Reagibilität deutlich ein. Durch intensive Sedierung konnte ein Hyperreaktor innerhalb 48 Stunden in einen Hyporeaktor umgewandelt werden. Reserpin-Behandlung führte bei einem Hypertoniker, der anfangs ein Hyperreaktor war, zu einer Normalisierung der Reagibilität, d.h. zum Zustand eines Normoreaktors. Ein größeres Untersuchungsmaterial liegt auch nach Betarezeptorenblockerbehandlung vor. Wenn die Indikation zur Betarezeptorenblockerbehandlung aufgrund einer bestimmten Konstellation des Mecholyltest oder eines bestimmten Verhaltens der Pulsfrequenzvariabilität exakt gestellt ist, sieht man nach kurzer Zeit der Behandlung schon eine deutliche Veränderung der Parameter im Sinne einer Normalisierung. Erfahrungen mit dem cold pressure Test haben wir nicht gesammelt, nachdem sich dieser Test in Vorversuchen als ziemlich unzuverlässig erwiesen hat.

Um zum Schluß noch einmal auf die Methodik der Muskeltonusmessung zurückzukommen, möchte ich betonen, daß bei einer Ableitung mit Hautelektroden von Musculus extensor digitorum communis ein für Stressreaktion repräsentatives Gebiet erfaßt wird. Dieser Muskel hat sich als besonders empfindlicher Stressindikator erwiesen.

HALHUBER: Und die ganz gewöhnliche Ergometerbelastung, bei der ja auch ein Belastungshochdruck aufgedeckt wird, was uns sehr wichtig erscheint. - Haben Sie Vergleiche?

VON EIFF: Nein, Ergometerbelastungen sind erst jetzt in unser Untersuchungsprogramm aufgenommen worden.

HALHUBER: Korrelationen mit dem Mecholyltest wären nämlich für uns alle interessant.

<u>VON EIFF</u>: Ja, das kann ich im Moment nicht beantworten.

<u>HALHUBER</u>: Wir erleben ja immer wieder einmal, daß Patienten, die z.B. ein Hypertrophie-EKG zeigen und auch sonstige Zeichen einer Hypertrophie des linken Herzens einen unauffälligen Ruheblutdruck haben. Erst die Ergometrie deckt die latente Belastungshypertonie als Ursache der Linkshypertrophie auf. Und zwar schon bei ganz geringen Wattstufen, 25 und 50 Watt, wie sie im Alltag dauernd überschritten werden.

<u>VESTER</u>: Ich möchte ganz kurz zurückkommen auf das, was Herr NÜSSEL sagte, - er will ja im Grunde genommen die wissenschaftliche Aussage qualitativ verbessern, indem er die Risikofaktoren erst mal ausschaltet, um dann zu sagen: die beiden Gruppen können wir jetzt endlich vergleichen. Ich würde aber sagen, die wissenschaftliche Aussage ist genauso qualifiziert, wenn Sie die Risikofaktoren belassen und zu den "Escapern" übergehen. Das darf einfach nicht im Raum stehenbleiben. Wenn Sie diejenigen Leute nehmen, die vergleichbare Risikofaktoren haben, die ja durchaus abzulesen sind, und nun fragen: was ist bei denen anders als bei den "Escapern"? Das ist wissenschaftstheoretisch gesehen eine genauso exakte Aussage, als wenn Sie den umgekehrten Weg gehen. Vielleicht exakter, weil Sie hier gar nicht erst einen Eingriff vornehmen müssen. Und Sie haben konstante Bedingungen.

<u>NÜSSEL</u>: Aber das ist natürlich sehr schwer verantwortbar, die Leute mit ihren Risikofaktoren unbeeinflußt zu lassen.

<u>VESTER</u>: Nein, die Auswertung geschieht ja im nachhinein. Sie brauchen sie ja gar nicht absichtlich zu belassen. Nehmen Sie nur die Fälle, wo die Risikofaktoren sowieso blieben, wo sie nicht abzustellen waren.

<u>NÜSSEL</u>: Ich will mich einfach auf die 7 Risikofaktoren beschränken und so tun, als gäbe es keine anderen. Wenn wir ein Risiko bei großen Bevölkerungsteilen bekämpfen wollen, dann müssen wir das Programm auf einige wenige, besonders wichtige Punkte zusammenstreichen. Sonst ist es nicht praktikabel und vor allem nicht

breitenwirksam. Was wir wissenschaftlich tun und was wir in der
Anwendung tun, das sind zwei ganz verschiedene Dinge. Ich bin
sehr für komplex und breit angelegte Forschungsprogramme. Das
ist außer Diskussion. Mir geht es jetzt darum, das Wissen über
die Risikofaktoren - seit 1965 weiß man genug darüber - breitenwirksam anzuwenden. Wir haben bereits viel zu lange gewartet. Da
nicht alle Menschen ihre Risikofaktoren verlieren, können Sie
ja immer noch Stress-Risikogruppen erforschen.

Wir sollten lieber die Forschung am Menschen unter normalen
Lebensbedingungen und nicht unter eindeutig pathogenen Lebens-
verhältnissen durchführen. Der heute übliche, risikoreiche Lebensstil ist pathogen und kann nicht als eine normale Ausgangssitua-
tion für eine Forschung am Menschen angesehen werden. Wir können
es uns nicht leisten, eine Forschung unter "Frisierwasserbedin-
gungen" zu betreiben. Was meine ich damit? Wir können einer
Menschengruppe täglich Frisierwasser zu trinken geben; die einen
werden daraufhin sterben, einigen wird es schlechter gehen, andere
werden nichts merken und schließlich wird es einigen besser gehen.
Wir können nun eine gewaltige "Frisierwasserforschung" aufbauen,
um die unterschiedlichen Reaktionen der Menschen auf das Frisierwasser pathoanatomisch, biochemisch und psychologisch zu untersuchen. Da wird es sicher sehr interessante Erkenntnisse geben.
Dennoch wird die Nutzanwendung gering bleiben. Zumindest wird der
Steuerzahler den Verzicht auf den Genuß und auf die Erforschung
von Frisierwasser empfehlen. Zumindest ähnliches gilt für die
risikoreichen Lebensweisen. Werden sie nicht praktiziert, so er-
übrigt sich die Forschung im Bereich ihrer Auswirkungen.

VON HOLST: Herr NÜSSEL, es wundert mich doch sehr, daß Sie die
Kausalität zwischen Stessoren und Risikofaktoren, die Herr
SCHAEFER gestern ausführlich dargelegt hat, überhaupt nicht sehen
wollen. Es ist doch einwandfrei durch Tierexperimente belegt,
daß man alle Risikofaktoren für einen Herzinfarkt (bis auf das
Rauchen) allein durch soziopsychische Belastungen hervorrufen
kann. Dasselbe gilt auch für den Menschen. Aber darf ich eine
Frage an Herrn VON EIFF stellen. Wenn Sie mit diesem Mecholyltest
einen Prähypertoniker erfassen, dann ist der ja bereits im

158

Vorstadium einer Erkrankung. Warum er aber Prähypertoniker wurde,
bleibt ungeklärt. Interessant ist doch: Warum wird von den erblich
vorbelasteten Personen ein Teil Prähypertoniker und der andere
nicht. Ist hierbei psychosozialer Stress beteiligt oder nicht?

VON EIFF: Nach unserer Theorie bekommen von den erblich belasteten
Personen nur diejenigen eine Hypertonie, die einem erheblichen
psycho-sozialen Stress, mindestens zeitweise, ausgesetzt sind.
Es steht außer Zweifel, daß Stress sämtliche Risikofaktoren unmittelbar auslösen kann. Die Bedenken von Herrn NÜSSEL sind
nicht angebracht.

VON FERBER: Ich möchte gerne sagen, daß wir uns vielleicht doch
auf dieses Schema von Herrn SCHAEFER besinnen und fragen sollten,
wie die verschiedenen Risikofaktoren voneinander abhängen. Herr
SCHAEFER zeigt ja die Abhängigkeit dadurch, daß er sie erster Ordnung, zweiter Ordnung usw., nannte. Wir können ja andererseits
auch den Regelkreis "senken", - es ist egal wie -, die Risikofaktoren hängen ja voneinander ab, und es gibt solche, die sind
stärker verhaltensgebunden und solche, die sind stärker "somatisch"
gebunden und gehören sicherlich in dieses Schema von Herrn VON
EIFF. Aber auf jeden Fall können wir nicht irgendwo abschneiden
und sagen, diese sind jetzt rein somatisch und diese sind jetzt
rein verhaltensgebunden.

HALHUBER: Herr NÜSSEL, ich wollte Sie auch fragen: Was haben Sie
gegen das Risikofaktoren-Hierarchieschema von Herrn SCHAEFER?

NÜSSEL: Nun gut, solche Schemata haben wir uns bereits vor 10
Jahren aufgezeichnet. Sehr bald merkten wir aber, daß die Dinge
nicht so einfach darstellbar sind. Immer mehr Rückkopplungen
werden in das anfangs so bestechend einfache Schema eingezeichnet.
Schließlich ist alles mit allem verbunden, und das Schema verliert
seinen Sinn. Ich glaube nicht, daß Herr Prof. SCHAEFER gestern
gemeint hat, daß z.B. Stress Hypercholesterinämie oder Hypertri-
glyceridämie auslöst und über diese Faktoren zur koronaren Herzkrankheit führt. Bis aufs Rauchen reden wir von ernährungsabhängigen Risikofaktoren und sind der Meinung, daß man durch

Umstellung der Ernährung die fünf gesicherten Risikofaktoren
(Blutdruck, Cholesterin, Triglyceride, Zucker, Harnsäure) entscheidend beeinflussen kann. Daß da noch psychische Dinge mitspielen, das alles ist ja klar. Aber ich meine, das Kernproblem
ist die Ernährung, dort hängt's.

KÖNIG: Ich habe die Frage, ob die Beziehungen, die Herr SCHAEFER
genannt hat, im biochemischen und pathophysiologischen Bereich
nicht nur im Akutversuch bisher überprüft sind. So hab' ich's
verstanden, und wir haben ja gesagt, was im Akutversuch richtig
ist, braucht im chronischen Versuch nicht zu stimmen. Gibt es
wirklich harte Daten, daß Stress - welcher Art auch immer -
chronisch Hypercholesterinämie macht? Für die Hypertonie ist die
Sache am einfachsten. Die Hypertonie ist ja auch ein sehr großer
Risikofaktor. Aber die anderen Faktoren, die Herr SCHAEFER dann
noch gebracht hat, die scheinen mir in diesem Zusammenhang
zweifelhaft.

VON HOLST: Cholesterin steigt zum Beispiel bei Tupajas, mit denen
wir ja arbeiten, bei akuten Belastungen innerhalb einer Woche um
100-200% an. Beendet man die Belastung nach einer Woche, so liegt
der Cholesterinspiegel selbst noch 4-6 Wochen später etwa 100%
über dem Ausgangswert. Sehr starke Belastungen von 1-2 monatiger
Dauer sind selbst noch nach mehr als 9 Monaten durch erhöhte
Cholesterinwerte im Blut der Tiere feststellbar. Besonders ausführlich haben meines Wissens bisher nur wir die Frage untersucht.
Es gibt allerdings eine große Zahl von Hinweisen dafür, daß auch
bei anderen Tierarten in der Natur und im Labor mit zunehmender
Individuendichte - und damit irgendwie korreliert mit zunehmendem
Stress - der Cholesterinspiegel der Individuen ansteigt. Bei
Lipiden ist die Reaktion nicht so eindeutig; insgesamt steigen
sie offenbar auch an - und zwar parallel mit dem Corticoidanstieg.
Dies ist allerdings bisher fast ausschließlich an Nagetieren
unter chronischen, bis zu 2 Jahre dauernden Belastungen untersucht worden.

STOCKSMEIER: Ja, Herr NÜSSEL, ich lade Sie gerne ein, sich unsere
Daten anzusehen, wie wir durch diese 4-stündige Stressung

tatsächlich fast alle Risikofaktoren erzeugen können. So haltbar
wie das meiner Ansicht nach zusätzlich simplifizierte Risiko-
faktormodell und Ihr "Buschmesser" ist, mindestens genauso haltbar ist die Theorie, daß als erstes der psychosoziale und psycho-
physio-soziale Stress bestanden hat. Der würde dann auf lange
Sicht, - das ist jetzt eine Hypothese, die als Grundform dieses
Konstruktes anzusehen ist -, eine Hyperlipoproteinämie auslösen,
der macht Hypertonie und der macht Veränderungen in den Lebens-
gewohnheiten, sprich: er zwingt den Menschen zur Stressabfuhr,
d.h. mehr zu essen und mehr zu rauchen. Und jetzt bitte, beweisen
Sie mir, daß dieses Modell falscher ist als das singuläre Risiko-
faktormodell, wie Sie es eben aufgezeigt haben. Ich glaube, daß
wir noch nicht so weit sind, daß wir hier entscheiden können,
was richtig ist. Ich bin der Ansicht, die letzten paar Jahre in
der Stressforschung legen eher nahe, daß das primäre Stressmodell
sogar ein ausgezeichnetes Erklärungsmodell für eine Vielzahl auch
so einfach gefundener Risikofaktoren ist.

Medikamentöse Prävention und Therapie von „Stress"

Der nachfolgende Beitrag gliedert sich in drei Teile:

1. Einen kurzen Abriß der klinischen Pharmakologie der β-Rezeptorenblocker
2. Eine vergleichende Studie über die Wirkung eines β-Rezeptorenblockers und eines Tranquilizers auf die kardiovaskuläre Stressreaktion bei stimuliertem Autofahren
3. Beobachtungen und Gedanken zur Anxiolyse durch β-Rezeptorenblocker

β-Rezeptorenblocker bzw. β-Sympathikolytika sind Isoprenalinabkömmlinge mit hoher Aktivität zu den spezifischen β-Rezeptoren. Isoprenalin ist ein typischer und spezifischer β-Stimulator. β-Rezeptoren sind jene spezifischen Haftstellen der Zellmembran sympathischer Erfolgsorgane, an die Sympathikusüberträgerstoffe wie Adrenalin und Noradrenalin gebunden werden müssen, bevor sie ihre spezifischen Effekte auf die Erfolgsorgane übertragen können (s. Abb. 7). In der Abbildung sind typische α- und β-Stimulatoren an einer glatten Muskelzelle einem β-Rezeptorenblockerspektrum gegenübergestellt (Einzelheiten s. Legende der Abbildung). Ein reiner β-Rezeptorenblocker hat keine pharmakologische Eigenwirkung auf das Erfolgsorgan. Er wirkt nur durch kompetitive Verdrängung des β-adrenergen Antriebs bzw. der vorhandenen Sympathikusüberträgerstoffe. Unabhängig von dieser β-blockierenden Wirkung können die einzelnen Blocker in unterschiedlich starker Weise membranabdichtend wirken, d.h. den Ionenflux über die Membranen behindern. Diese Wirkung fällt über weite Strecken mit einer lokalanästhetischen Wirkung zusammen. Darüber hinaus haben einzelne β-Blocker eine gewisse Organselektivität, d.h. sie wirken z.B. auf das Herz stärker (sind β_1-selektiv) als

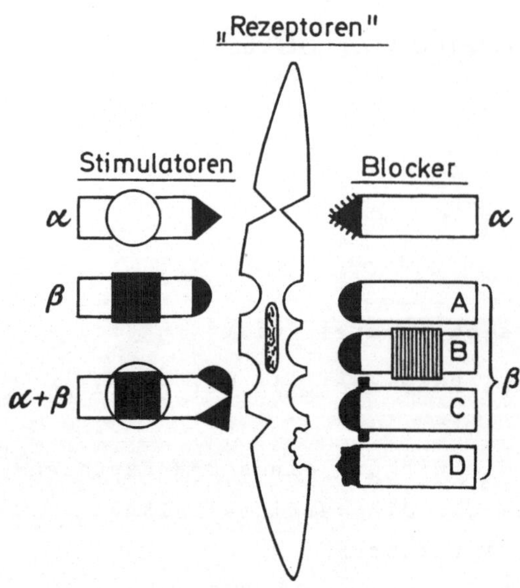

Abb.7. Schematische Darstellung der Beziehung von Stimulatoren und Antagonisten (Blockern) zu den Rezeptoren der Zelle eines Erfolgsorgans. Endständig Symbole des haptophoren (D, ►,E), in der Mitte des pharmakophoren Strukturanteils (Kreise: α-adrenerg, Vierecke: β-adrenerg). Schraffierung bedeutet Abschwächung des β-adrenergen Strukturanteils. α-Rezeptorenblocker nur teilweise oder nur in der ersten Phase der Bindung kompetitiv wirksam. Wirkungsspektrum der bis heute verfügbaren kompetitiv, spezifisch und reversibel wirkenden β-Rezeptorenblocker: (A-D); A "reiner" β-Rezeptorenblocker (z.B. Sotalol); B Blocker mit "intrinsic" adrenerger Wirkung; C Blocker mit membranabdichtender, nicht spezifischer antiarrhythmischer (=lokalanaesthetischer) Wirkung; D Organselektiver (z.B. β_1-Rezeptoren-) Blocker. } organspezifischer β-Rezeptor

auf die β_2-Rezeptoren der Bronchien und der glatten Gefäßmuskulatur. Ein Teil der Blocker wirkt selbst sympathikuserregend, ein Effekt der bei der engen Verwandtschaft dieser Substanzen mit den eigentlichen Sympathikusüberträgerstoffen nicht überrascht. In der Peripherie des Körpers übertragen β_2-Rezeptoren hemmende adrenerge Impulse auf die Gefäßmuskulatur.

In Abhängigkeit von der Höhe des β-adrenergen Antriebs wird die
Verabreichung eines β-Rezeptorenblockers zu einer Zunahme des
Gefäßwiderstandes in dem betreffenden Areal führen. Dies gilt
z.B. auch für die glatte Bronchialmuskulatur. Hier kann die Ausschaltung der β-adrenergen Hemmwirkung zu einer Zunahme des Bron-
chialströmungswiderstandes und - bei geeigneter Disposition -
zu einem Asthma bronchiale-Anfall führen.

Auf das Herz - das wichtigste Erfolgsorgan des Sympathikus - übertragen β-Rezeptoren alle stimulierenden Sympathikuswirkungen.
Sowohl Noradrenalin - als auch das aus dem Nebennierenmark stam-
mende Adrenalin - wirken über β_1-Rezeptoren am Herzen frequenz-
steigernd, erhöhend auf die Leitungsgeschwindigkeit im spezifischen Erregungssystem, vergrößern die Kontraktionsgeschwindigkeit
und letztlich auch die Pumpleistung des Herzens. Vereinfachend
läßt sich zusammenfassen, das β-adrenerge Impulse am Herzen för-
dernd, in der Peripherie hemmend wirken. Die Aufhebung dieser
β-adrenergen Wirkung führt zu Kreislaufeffekten, die durch die
nächsten beiden Abbildungen demonstriert werden. Das Herzminutenvolumen, die Pumpleistung des Systems, wird in Abhängigkeit von
der Größe des β-adrenergen Antriebes durch den β-Rezeptorenblocker vermindert. Je höher der Ausgangswert ist - d.h. je höher
der adrenerge Auftrieb, um so stärker ist die Wirkung des β-
Rezeptorenblockers.

Abb. 8 zeigt die Wirkung von zwei β-Rezeptorenblockern - Propanolol - dem am längsten erprobten Blocker - und von Practolol, einem
β_1-selektiven Blocker. Am Herzen ist die Wirkung grundsätzlich
gleichsinnig. Das Herzminutenvolumen fällt nach Gabe des β-Blockers parallel zu der Herzfrequenz, der periphere Gefäßwiderstand
steigt an. Es ist für unsere Betrachtung im weiteren unwichtig,
ob dieser Anstieg des peripheren Gefäßwiderstandes durch den
β-Rezeptorenblocker selbst (d.h. durch direkte Demaskierung des
α-adrenergen Antriebes) induziert wird, oder ob regulativ die
Verminderung des Herzminutenvolumens über die Blutdruckfühler
einen Anstieg des peripheren Gefäßwiderstandes induziert.

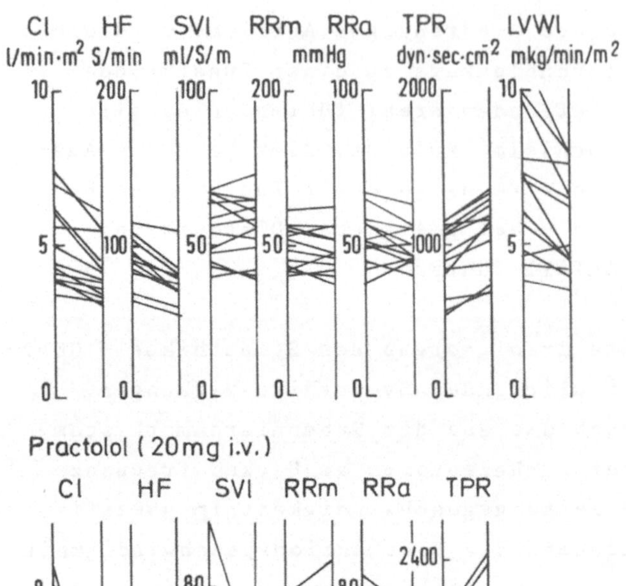

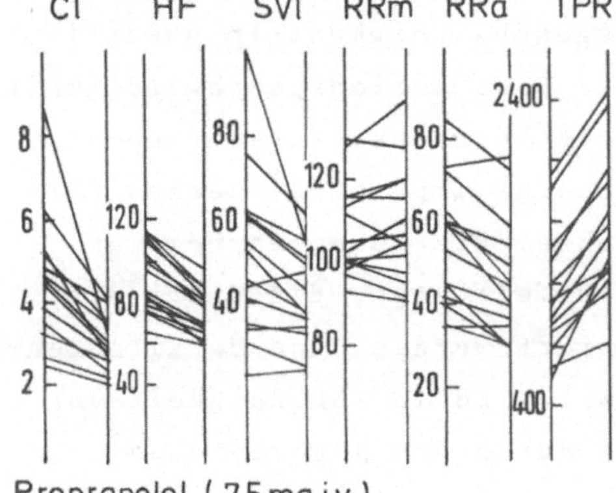

Abb.8. Cardiac Index (CI), Herzfrequenz (HF), Schlagvolumenindex (SVI), arterieller Mitteldruck (RRm), Blutdruckamplitude (RRa), peripherer Gesamtwiderstand (TPR) und linksventrikulärer Arbeitsindex (LVWI) vor (links) und nach (rechts). Gabe von 20 mg Practolol (oben) und 5-7,5 mg Propanolol (unten) bei Patienten mit der klinischen Diagnose eines hyperkinetischen Herzsymdroms

Abb. 9 zeigt die Wirkung unterschiedlicher Dosen eines β-Rezeptorenblockers auf die Herzfrequenz unter Ergometerbelastung bei einem Probanden. Deutlich ist zu erkennen, daß unter körperlicher Belastung die Wirkung des β-Rezeptorenblockers auf die Herzfrequenz dosisabhängig ist. Es handelt sich um reproduzierbare Effekte, wenn man den gleichen Probanden an verschiedenen Tagen untersucht.

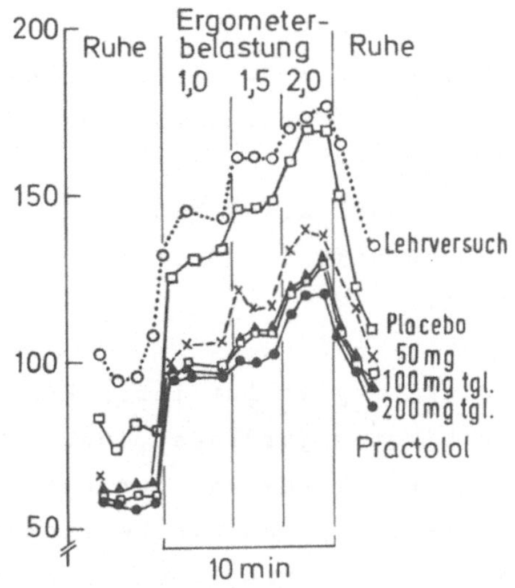

Abb.9. Herzfrequenz (HF) bei einem Patienten mit "HHS" im Liegen
(Ruhe) und unter verschiedenen Belastungsstufen (1,0-2,0 W/kg).
Zeitliche Reihenfolge der Versuche: 1) Trainingsversuche (nicht
aufgezeichnet), 2) Leerversuch (ohne Behandlung), 3) 2 x 50 mg
Practolol pro Tag (□), 4) 2 x 25 mg Practolol pro Tag (×), 5)
2 x 100 mg Practolol pro Tag (•), 6) Placebo und 7) 2 x 50 mg
Practolol pro Tag (▲). Einzelheiten im Text

Aus dem großen Spektrum β-adrenerger Effekte, die durch β-Rezeptorenblocker hemmbar sind, habe ich für diese Darstellung Herzminutenvolumen und peripheren Gefäßwiderstand herausgegriffen.
In Rahmen der hier diskutierten Problematik sind andere Effekte
einer β-Rezeptorenblockade wie z.B. die Wirkung auf die Freisetzung von Fettsäuren aus dem Fettgewebe, von Glukose aus Mus-
kelglykogen im Muskel und auf zentralnervöse β-adrenerge Strukturen derzeit ohne sichere Bedeutung. Ob und inwieweit β-adrenerge
Rezeptoren an den peripheren Vorratspeichern von Norandrenalin
im Sinne von positiven Feedback-Systemen bedeutsam sind, läßt sich
aufgrund der bis jetzt vorliegenden Daten noch nicht endgültig
beantworten. Das Schrifttum bietet hierzu widersprüchliche Befunde
an. In einem Teil der Studien kommt es nach β-Rezeptorenblockade
zu einer verminderten, in anderen zu einer erhöhten Noradrenalin-
freisetzung. Die Hemmung bzw. Bremsung im Rahmen der Stressbe-

handlung wäre ein aus meiner Sicht mindestens ebenso erwünschter Effekt, wie die Verminderung der Stressantwort durch Angriff am Rezeptor des Erfolgsorganes.

β-Rezeptorenblocker haben sich heute vor allem in der Therapie des Hochdrucks und der Angina pectoris einen festen Platz gesichert.

Das gleiche gilt für ihren Einsatz bei einem breiten Spektrum sympathikoton gefärbter funktioneller Störungen. Es handelt sich bei richtiger Auswahl der Patienten, d.h. nach Ausschluß klarer Kontraindikationen wie Herzinsuffizienz und Asthma bronchiale, um sehr gut verträgliche, nebenwirkungsarme Medikamente. Neben dem großen Gewinn für die moderne Therapie haben sie Einblick in eine Vielzahl physiologischer und pathophysiologischer Mechanismen verschafft.

Im folgenden soll eine Untersuchungsreihe vorgestellt werden, in der bei stimuliertem Autofahren die Wirkungen von Placebo, Diazepam und Practolol miteinander verglichen wurden. Die Untersuchungen wurden an einem Fahrsimulator durchgeführt. Die Probanden sitzen dabei in einer geschlossenen Kabine und sehen die Straße vor sich auf einem Fernsehschirm. Die Fernsehkamera nahm die auf einem Laufband aufgebaute und an ihr mit wechselnder Geschwindigkeit vorbeigezogene Straße auf. Die Geschwindigkeit des Laufbandes wird durch das Gaspedal des Fahrers geregelt. Die Straße ist realistisch ausgelegt mit Straßenkreuzungen, Stopschildern u.s.w. Lichtsignale signalisieren dem Probanden die Notwendigkeit zu plötzlichen Bremsvorgängen, wodurch sich fortlaufend die Reaktionszeit bestimmen läßt. Das Fahrverhalten wird durch eine Reihe von automatisch gemessenen Parametern registriert - u.a. werden Randberührungen der Fahrbahn, zu spätes Bremsen, Lenkwinkelausschläge u.s.w. kontinuierlich registriert. Nach einer Einübungszeit haben wir die eigentlichen Untersuchungen unter Doppelblindbedingungen im cross-over-Ansatz durchgeführt. Der besondere Vorteil dieses Vorgehens besteht darin, daß am gleichen Tag jeweils Versuche mit und ohne pharmakologische Beeinflussung zum Vergleich herangezogen werden können, und dadurch Schwankungen der Tagesform des

Fahrers ausgeglichen werden. Es wurde jeweils der Effekt vom
Placebo gegen Practolol (in einer Dosierung von 200 mg per os)
und Diazepam (in einer Dosierung von 10 mg per os) jeweils eine
Stunde nach Einnahme der Substanz untersucht. Vor, während und
nach dem eigentlichen Durchgang wurden Blutdruck und Herzfrequenz
bestimmt. Das Elektrokardiogramm wurde fortlaufend registriert.
Ein Teil der Ergebnisse dieser Untersuchungen und das mathema-
tische Auswertungsverfahren wurden von uns bereits an anderer
Stelle publiziert.

Die Ergebnisse entsprechen zunächst den Erwartungen. Practolol
senkt die Herzfrequenz unter allen untersuchten Bedingungen.
Abb.10 zeigt die Kontrollwerte jeweils für die einzelnen Unter-
suchungsabläufe - praktisch alle Punkte weichen nach rechts von
der Identitätslinie ab. Eine eindeutige Abknickung der Kurve erfolgt aber erst in einem höheren Frequenzbereich, d.h. bei höheren
β-adrenergen Ausgangswerten. Die Regressionslinien für Placebo,
für Diazepam und für Practolol (Abb.11) zeigen, daß Practolol
eine gewisse β-adrenerge Eigenwirkung besitzt, die bei niedriger
Sympathikusaktivität nachweisbar wird. Unter Practolol wird eine
Herzfrequenz von 65 pro Min. nicht unterschritten. Bei höheren
β-adrenergen Antrieben wirkt der β-Blocker negativ chronotrop,
d.h. frequenzvermindernd, und die Regressionsgerade wird nach
außen verschoben. Unter Placebo und Diazepam weichen die Regressionsgerade nicht von der Identitätslinie ab. Daraus ist zu schließen, daß Diazepam unter diesen Bedingungen keinen Effekt auf die
Frequenzsteigerung des Fahrversuches hat. Der Fahrstress wird,
zumindest soweit die kardiovaskuläre Reaktion betroffen ist, nicht
signifikant vermindert.

Auch der systolische Blutdruck wird in Abhängigkeit von seinen
Ausgangshöhen durch Practolol reduziert. Diazepam hat unter diesen
Bedingungen keine Wirkung (Abb.12). Eine Betrachtung des Druck-
frequenzproduktes (Tabelle 7) zeigt, daß Practolol eine deutliche
und signifikante Verminderung der Druckfrequenzproduktanstiege
unter Fahrbelastung induziert - es werden nur zwei Drittel des
Maximalwertes unter Placebo nach Practolol erreicht.

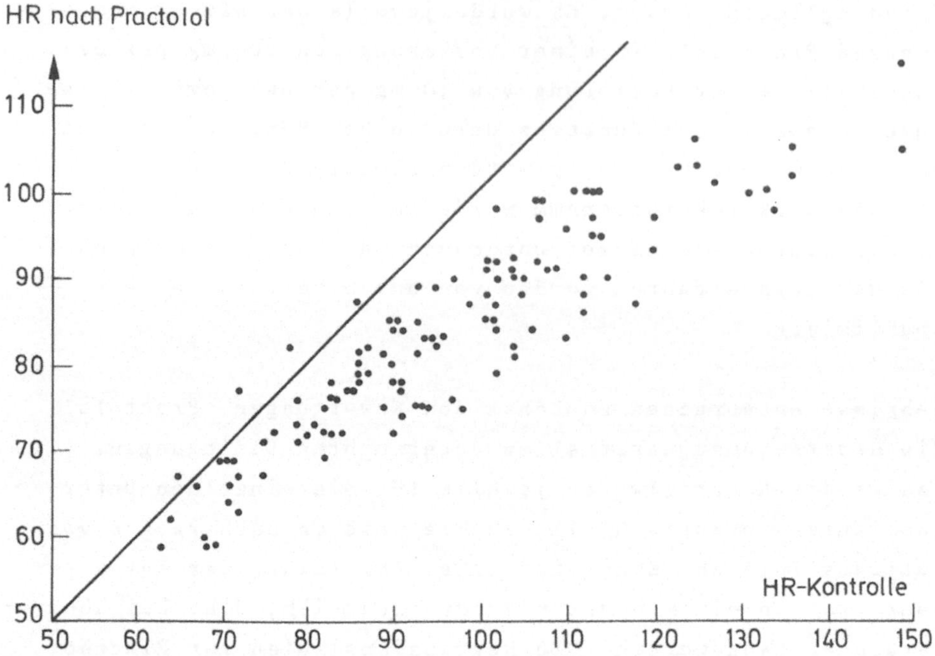

Abb.10. Beziehung zwischen der Herzfrequenz (HR) im jeweiligen Kontrollversuch und der Herzfrequenz nach Vorbehandlung mit Practolol - jeder Einzelpunkt gibt ein Wertepaar wieder

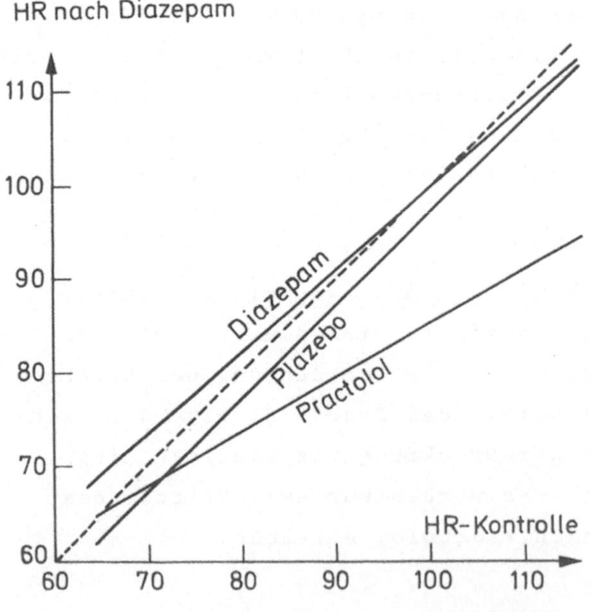

Abb.11.
Regressionslinien der Frequenzbeziehung nach Diazepam

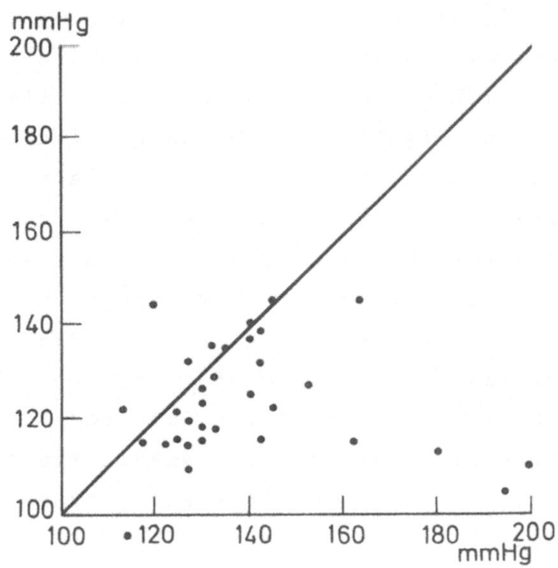

*Abb.12. Placebo und Practolol-Beeinflussung des systolischen
Blutdrucks durch Practolol - Darstellung analog zu Abb.4 - in
der Abszisse jeweils der Wert unter Placebo, in der Ordinate
der Wert unter Practolol*

Tabelle 7. Druckfrequenzprodukt ("pressure rate product") in
den Kontrollversuchen und nach Gabe von Practolol

	Ruhe	Fahren	Δ
Kontrolle	9.652	16.872	+ 75%
Practolol	9.000	12.635	+ 38%
Δ	- 7%	- 25%	- 50%

Das Druckfrequenzprodukt ist in der Medizin ein guter Indikator
des kardialen Sauerstoffverbrauchs. Eine Verminderung des Druck-
frequenzproduktes unter bestimmten Fahrbelastungen schiebt die
Angina pectoris-Schwelle eines Patienten hinaus. Diazepam, der
beliebte Tranquilizer - hat unter diesen Bedingungen keine Wirkung.

Wenn wir diesen Befunden die Wirkung der beiden Substanzen – von Practolol und von Diazepam – auf die Fahrleistung gegenüberstellen, zeigt sich ein ebenso bedeutsamer Effekt (Tabelle 8). Practolol hat keine signifikante Wirkung auf die Gesamtzahl der Verkehrsübertretungen, nach Diazepam steigen die Fehler um 32% an. Richtungsmäßig vermindert demnach der Tranquilizer die Selbstkritik der Fahrer. Die Reaktionszeit nimmt andererseits unter Practolol ab. Dieser Befund ist überraschend – eine Interpretation ist in zweifacher Richtung möglich. Entweder führt die β-adrenerge Eigenwirkung des Blockers zu einer erhöhten Wachheit – dieser Effekt ist bei einmaliger Gabe des Blockers sehr unwahrscheinlich, da Practolol nur verhältnismäßig langsam in das Zentralnervensystem eindringt. Andererseits ist bekannt, daß β-Blocker bei Schießwettbewerben und auch beim Kegeln die Treffsicherheit bzw. Trefferzahl erhöhen können. Es würde an dieser Stelle zu weit führen, darüber zu spekulieren, wie eine Verminderung der peripheren kardiovaskulären Stressreaktion die Performance eines Probanden verbessern kann.

Vorerst ist völlig offen, ob das Ergebnis der einmaligen Medikation mit den Wirkungen einer Dauertherapie übereinstimmt. Entsprechende Untersuchungen stehen aus. Es ist hier zu berücksichtigen, daß die β-Rezeptorenblocker bei chronischer Verabreichung in das Zentralnervensystem eintreten können. Es erscheint somit durchaus möglich, daß sich die Wirkungen im Akutversuch und bei chronischer Verabreichung voneinander unterscheiden. Das Gesamtgebiet der Zusammenhänge zwischen β-Rezeptorenblockern und Zentralnervensystem würde derzeit ohne Schwierigkeiten einen mehrtägigen Kongreß beschäftigen. Bei einem Anfang 1976 durchgeführten internationalen Symposium wurde keine Übereinstimmung darüber erzielt, ob β-Rezeptorenblocker ihre anxiolytische Wirkung nur durch Ausschaltung der peripheren Angstreaktion oder auch durch direkte zentrale Wirkungen ausüben. Die Mehrheit der Teilnehmer des Symposiums vertrat die Meinung, daß die periphere Wirkung der β-Blocker führend sei. Auch eine kritische Literaturübersicht aus letzter Zeit läßt diese Frage vorerst offen.

Tabelle 8. Fahrverhalten unter dem Einfluß von Practolol und Diazepam im Vergleich zu Placebo - mittlere Geschwindigkeit (average speed) Reaktionszeit (reaction time) und Gesamtzahl der Verbotsübertretungen (total number of traffic violations)

	Placebo	Practolol	Diazepam
mittlere Geschwindigkeit	+1,5%	-2,6%	+3,5%
Reaktionszeit	-4%	-12% [a]	-3%
Gesamtzahl der Verbots-übertretungen	+2%	+8%	+32%

[a] $p < 0.05$.

Abschließend möchte ich auf die Ergebnisse einer Baseler Arbeitsgruppe hinweisen, die unsere Diskussion anregen können. Sie haben β-Receptorenblocker an Affen mit strenger, hierarchisch gegliederter Sozialstruktur verfüttert. Während die Tiere mit hohem Sozialrang ein starkes Aggressionsverhalten zeigten, das die Tiere mit niedrigeren Rängen an der Futteraufnahme hinderte, entwickelte sich daraus nach Gabe eines β-Blockers, ähnlich wie nach Tranquilizergabe, eine friedfertige Gemeinschaft. Da β-Rezeptorenblocker im Vergleich zu Tranquilizern das Zentralnervensystem sicher weniger beeinflussen, ist diesen Substanzen auch in unserer Gesellschaft eine weitere Verbreitung zu wünschen. Die Wahl des kleineren Übels würde mich mehr überzeugen als der Vorwurf "repressiver Maskierung von Herrschaftsstrukturen" (LYDTIN et al., 1977).

KONZETT: Warum haben Sie für Ihre Untersuchungen gerade die Dosen von 200 mg Practolol und von 10 mg Diazepam gewählt?

LYDTIN: 10 mg Valium oral ist nach meiner Meinung schon eine relativ hohe Dosis. 200 mg Practolol als Einzeldosis ist eine therapeutisch wirksame Dosis. Zwischen 100 und 400 mg Practolol lagen im allgemeinen die Dosen, die mit Practolol in der Therapie erreicht werden. Wir haben deshalb als Einzeldosis jene Menge

genommen, die die Patienten auch eingenommen haben. Selbstverständlich hätte man auch 5 mg Diazepam testen können. Das Argument
trifft aber nur die Erhöhung der Fehlerzahl, nicht dagegen die
fehlende Wirkung der von uns verwendeten höheren Dosis auf Blutdruck und Herzfrequenz.

<u>VON EIFF</u>: Herr LYDTIN, ich wollte Sie doch bitten, die Frage noch
zu beantworten, die Sie zurückgestellt haben. Wieviel Sympathikusaktivität benötigt der Mensch für physische Leistung?

<u>LYDTIN</u>: Für Maximalleistungen wirkt der β-Rezeptorenblocker be-
grenzend. Wir wissen, daß maximale Dauerleistungen durch β-Re-
zeptorenblocker vermindert werden. Das gilt für Skilanglauf,
Radrennfahren u.s.w. Unter diesen Bedingungen ist der Sympathikus
notwendig, um eine Spitzenleistung zu bringen. Anders ist es bei
Dauerleistung, die 3/5 bis 4/5 der Maximalleistung erreichen.
Hier sind β-Rezeptorenblocker im Einzelfall durchaus tolerabel.
Gesondert zu betrachten sind Sportarten, bei denen die Geschick-
lichkeit und Koordination wichtiger sind als die Maximalleistung.
Hier ist Sympathikus-"Overdrive" ungünstig und seine Dämpfung
wirkt sich - speziell z.B. beim Schießen - im Einzelfall positiv
aus. Wie es mit intellektuellen Leistungen steht, muß man wohl
offen lassen. Ein gewisser Sympathikusantrieb ist im allgemeinen
notwendig. Ich selbst kann ohne Sympathikusantrieb keinen Vortrag halten, ein zu hoher Sympathikusantrieb kann andererseits
das Konzentrationsvermögen stören.

<u>HALHUBER</u>: Ich möchte nach der Möglichkeit einer Sucht bei Beta-
blockern fragen. Ich komme darauf, weil ein Ordinarius der Medizin
eines Tages gekommen ist und gesagt hat: "Ich habe den Eindruck,
ich werde davon abhängig. Ich getraue mich nicht mehr in Senats-
sitzungen ohne Betablocker!" Ist das nur eine neurotische Reaktion?

<u>LYDTIN</u>: Nach meiner Kenntnis der Literatur ist die Entstehung
von echter Sucht unter der Behandlung mit β-Blockern nicht bekannt. Wir selbst haben keine entsprechenden Beobachtungen in den
letzten zehn Jahren gemacht. Herr Langen wollte durch seine Be-

merkung wahrscheinlich darauf hinweisen, daß man bei Absetzen
der β-Blocker ein echtes Entzugssyndrom von seiten des Herz-Kreis-
Lauf-Systems beobachten kann - ein Reboundphänomen mit Entwicklung
einer verstärkten Angina pectoris bis hin zum Infarkt.

LANGEN: Ich würde meinen, daß bei allen psychotropen Substanzen,
bei denen die Möglichkeit einer Euphorisierung besteht - und dies
ist ja bei Betablockern offenbar auch der Fall - eine Abhängigkeit möglich ist, aber nach eigenen klinischen Erfahrungen, z.B.
im Vergleich zu Diazepam, ja wesentlich geringer. Man wird also
die Möglichkeit einer Abhängigkeit zumindest mitdiskutieren.
"Sucht"? Das würde ich wohl auch verneinen, aber "Abhängigkeit",
die nachher beim Absetzen zu einer Zunahme von vegetativen Dys-
regulationen führt, die gewissermaßen aufgefaßt werden können
als partielle Entziehungssymptome, diese Möglichkeit möchte ich
nicht ganz aus dem Blickfeld herausnehmen.

BUTOLLO: Auch ich möchte das Thema Sucht und Abhängigkeit kurz
anschneiden. Die Einzelbeispiele, die hier gebracht wurden, sind
sehr ähnlich der Angstreduktion durch Vermeidung. Und Angstreduktion kann als Reduktion eines unangenehmen Triebes verstanden
werden, die zu einer Stabilisierung des die Reduktion garantie-
renden Verhaltens führt - "gelernte Abhängigkeit". Gerade bei
Phobikern ist zu erwarten, daß sie ähnlich, wie sie zu ihren
Verhaltensvermeidungen greifen, dann in diesem Maße auch zu dieser
Form des Vermeidens greifen; präventiv, um sich diesen Ängsten,
die sie wiederum fürchten, nicht weiter auszusetzen. Es wäre schon
notwendig, hierzu Untersuchungen durchzuführen, wieweit Abhängig-
keiten nicht-physiologischer Art durch Gewohnheit, nach dem
Prinzip der sog. "negativen Verstärkung" durch Angstreduktion
entstehen.

Ich fürchte, daß hier der Begriff der Abhängigkeit zu eng gefaßt
wird. Ein Phobiker, der ein extensives Vermeidungsverhalten hat,
ist von diesem Vermeidungsverhalten psychologisch abhängig. Ich
meine, daß eine sehr ähnliche Abhängigkeit in Form von Gewohnheiten, entstanden durch Angstreduktionen und negative Verstärkung,
auch bei regelmäßiger belastungskontingenter Einnahme dieses Prä-

parates zu erwarten ist. Das Beispiel, das Sie genannt haben, der Kollege mit seiner Angst vor der Senatssitzung, der ohne β-Blocker dort nicht mehr hingeht, das Beispiel will ich genau in diese Richtung interpretieren.

LYDTIN: Ich glaube, Sie haben bereits selbst die Antwort auf ihre Frage gegeben. Wenn Sie den Begriff der Sucht so weit fassen, daß jedes positive Erlebnis, das durch ein Pharmakon induziert wird, auch zu einem Entzug führen kann, muß ich mich Ihnen anschließen. Für mich als Internisten und Nicht-Psychiater ist das Entzugssyndrom doch an recht spezifische, physiologische Äquivalente gebunden. Wenn diese nicht auftreten nach Absetzen einer Substanz, würde ich nicht von Sucht im engeren Sinn sprechen.

Auch meines Erachtens geht man hier von einem zu engen Begriff der Abhängigkeit aus. Ein Phobiker, der ein starkes Vermeidungsverhalten aufweist, ist von diesem Vermeidungsverhalten abhängig. Das Beispiel, das Sie genannt haben von einem Kollegen, der nicht mehr in die Senatssitzung geht, ohne daß er das Pulver schluckt, würde ich genau in diese Richtung interpretieren.

Sozialtherapeutische Maßnahmen und sozialpolitische Konsequenzen

HALHUBER: Ich habe Herrn LEVI gebeten, zum Schluß zu einem Problemkreis, den er sich ausdrücklich gewünscht hat - "Psychosozialer Stress und sozialpolitische Gegenmaßnahmen" - das Wort zu ergreifen.

LEVI: Zuerst möchte ich den Rapport von dem Generaldirektor von der Weltgesundheitsorganisation zirkulieren lassen. Dieser Rapport ist mit viel Lob entgegengenommen worden von der 29. Generalversammlung, die genau das macht, was die verschiedenen Boxen in meinem Modell gezeigt haben. Wir beschreiben die psychosozialen Stimuli, die Eigenschaften des Individuums, die genau das machen, was die verschiedenen Boxen in verschiedenen pathogenen Mechanismen, und die Krankheiten selbst. Soweit ist alles interessant und die meisten Leute, glaube ich, sind einigermaßen einverstanden. Dann kommt aber die zweite Frage und die ist: wie hilft man diesem Mann? Was wollen wir eigentlich mit diesem Mann? Das ist die allererste Frage. Und dann hat, wie Sie wissen, die moderne Medizin gewöhnlich auf die Weise gearbeitet, daß sie immer den Mann modifiziert. Dieser Mann geht zu einem Chirurgen, (jetzt übertreibe ich, aber das mach' ich absichtlich, Sie werden es nicht falsch verstehen) und der Chirurg sagt: ja, es ist offenbar, daß diese Füße etwas zu lang sind, aber wenn man hier ein bißchen amputiert und hier ein bißchen amputiert und hier einen Z-Schnitt legt, dann kann die Paßform zwischen dem Mann und der Box ziemlich gut werden. Da sagt der Mann: nein, in der Chirurgie gefällt es mir nicht so gut. Ich gehe lieber zu einem Internisten. Der Internist, der sagt: ja schön, Zehen wegschneiden, das machen wir ja nicht, das war im 18. Jahrhundert. Aber Sie haben ja Schmerzen, Sie haben eine Cephalgia und eine Pedalgia und eine Nukalgia, und alles das behandelt man ausgezeichnet mit Pharmaka, mit

Analgetika. Und wenn Sie diese weißen Tabletten 3 x täglich nehmen, werden Sie diese Schmerzen nicht mehr fühlen. Da sagt der
Mann: schön, das ist zwar angenehm, die Schmerzen loszuwerden
und das ist auch zweckmäßig. Es ist ohne Zweifel, notwendig,
solche Eingriffe dann und wann zu machen, wir alle wissen das,
auch ich. Auch wenn ich mich darüber jetzt ein bißchen lustig mache. Aber sagt der Mann, mein Kasten ist dennoch zu unbequem. Und
dann geht er zu der nächsten Kategorie von Kollegen, nämlich den
Psychiatern. Und die Psychiater, die sagen: ja, schließlich ist
dieser Kasten der beste aller Kasten. Sie müssen diesen Kasten akzeptieren. Ich bin ja schließlich kein Kastenfabrikant, ich kann
den Kasten nicht ändern, Ich kann aber Ihre Einstellung zu diesem
Kasten ändern. Ich kann es mit Psychotherapie machen, vielleicht
mit transzendentaler Meditation oder autogenem Training, vielleicht auch mit Psychopharmaka. Es gibt viele Wege. Und dann
schießlich kommt dieser Mann mit seinem Kasten nach Höhenried,
in diese Klinik, zu dieser Sitzung und fragt: was soll ich machen?
Und vielleicht könnte man dann auch diskutieren, nicht nur, aber
auch was mit dem Kasten zu machen, vielleicht den Kasten etwas
größer zu machen, vielleicht zu polstern, vielleicht sogar einen
ganz anderen Kasten zu machen und vielleicht ein ganzes Sortiment
von Kasten zu geben, die den verschiedenen Leuten passen. Was dem
einen paßt, paßt nicht dem anderen. Nun, was bedeutet das praktisch? Erstens, daß wir ein Ziel formulieren müssen. Was wollen
wir eigentlich? Gesundheit? Ja, gewiß. Aber Gesundheit zu jedem
Preis? Wir diskutieren über den Herzinfarkt. Ist es wirklich eine
Frage, um jeden Preis, ich betone, um jeden Preis, den Herzinfarkt
fernzuhalten? Wahrscheinlich nicht. Wenn uns das Leben ganz unangenehm wird, obwohl wir keinen Herzinfarkt haben, kann der Preis
zu hoch sein. Wenn wir z.B. gerichtlich bestraft werden für das
Tabakrauchen, wenn wir vom Gericht gezwungen werden, um 6.00 Uhr
morgens 3 km im Wald zu laufen, wenn wir gesetzlich daran gehin-
dert werden, Alkohol zu trinken usw., kann der Preis für die
Gesundheit etwas zu hoch sein. Wir müssen also ein Ziel setzen
und auch uns fragen: um welchen Preis wir bereit sind, das Ziel
zu erreichen. Vor einigen Jahrzehnten war das gewöhnlichste Ziel
das "Bruttosozialprodukt". Es war also eine Frage: soviel Geld wie
möglich zu verdienen, soviel Geld, soviel Waren, soviel Dienste

wie möglich zu produzieren. In den 60iger Jahren hat man das etwas geändert und spricht jetzt von dem Lebensniveau. Lebensniveau, das ist wieviel Sie haben von verschiedenen Nützlichkeiten, wieviel qm Wohnraum, wieviel DM pro Monat, ob Ihre Kinder eine Schule besuchen können, ob Sie selbst in eine Bibliothek und in ein Konzert gehen können, wie weit Sie jeden Morgen zur Arbeit fahren müssen usw. usw. Sachen, die man also objektiv beschreiben kann, die ich beschreiben kann für Sie. Ohne, daß Sie eigentlich protestieren können. Das ist eine Frage, diesen Kasten gut zu machen von meinem Gesichtspunkt aus. Ich befrage nicht diesen Menschen, ich weiß besser, weil ich ein Experte bin, und da sage ich, dieser Kasten ist für dich gut. So hat man in den 60iger Jahren diskutiert. In den 70iger Jahren hat man angefangen, (besonders in der OECD, in der auch die Bundesrepublik Mitglied ist) über Lebensqualität zu sprechen. Und mit Lebensqualität meint man gewöhnlich, was jeder Mensch über seinen Kasten denkt. Wie er mit dem Familienleben zufrieden ist, mit der Arbeit, mit den ökonomischen Verhältnissen, mit der Gegend, in der er wohnt usw. usw. Gegen die objektive Wirklichkeit, den objektiven Kasten, den ich beschreiben kann, stellt man hier den subjektiven Kasten, was dieser Mensch hier über seinen Kasten denkt, über seine Situation. Und dann glaube ich, ist es das Ziel, ein gutes Lebensniveau und eine gute, ich betone, eine gute Lebensqualität zu erreichen. Das ist, glaube ich, das Ziel. Eine wichtige Komponente dabei ist die Gesundheit. Aber nicht die einzige Komponente Gesundheit ist ein Teil vom menschlichen Dasein und Medizin, ist ein Teil vom gesamten gesellschaftlichen Handeln. Und das dürfen wir nicht vergessen. Es ist nicht so, daß die Medizin in einem Elfenbeinturm existiert und daß die Gesundheit etwas ist, das unbedingt und um jeden Preis errungen wird. So ist es nicht. Sie ist nur ein Teil vom ganzen Leben. Wie sollte man es dann machen, diese Ziele zu erreichen, das hohe Lebensniveau und die hohe Lebensqualität? Ich glaube, auf die folgende Weise und mit folgenden Prinzipien:

Das <u>erste</u> Prinzip ist die <u>Integration von psychosozialen Faktoren in anderen Umweltfaktoren.</u> Also man muß holistisch <u>und</u> ökologisch arbeiten - holistisch und ökologisch, um einen Gesamtüberblick bei der Beurteilung von Schwierigkeiten und Problemen und bei den Maßnahmen zu haben. Nicht nur das Psychologische, nicht nur das

Soziale, nicht nur das Ökonomische, nicht nur das Technische,
nicht nur das Medizinische, sondern eine Integration von allen
diesen Faktoren. Das ist zwar schwer, aber notwendig. Sonst wird
es vielleicht so sein, daß dieser Kasten zwar warm ist, aber sehr
unbequem, oder er wird bequemer sein, aber der Mann wird da drin
gebraten. Er wird aus einem Gesichtspunkt vielleicht etwas gewinnen, aus einem anderen etwas verlieren. Um das zu vermeiden,
brauchen wir eben diese holistische und ökologische Betrachtungsweise.

Das _zweite_ Prinzip ist das der _Bewußtmachung_. Mit Bewußtmachung
meine ich Aufklärung, Information, gewiß auch Motivation. Das
muß an die Wurzeln kommen. Es geht nicht, daß das Gesundheitsamt
sagt: von jetzt an wird nicht mehr geraucht, von jetzt an wird
höchstens 8 Stunden täglich gearbeitet, von jetzt an nehmen wir
soundso viel Ferien immer in der schönsten Gegend und in der
schönsten Zeit. Das wird nie funktionieren. Wenn man aber den
Leuten bewußt macht, daß psychische und soziale Probleme ebensoviel kosten können in medizinischer, psychologischer und sozialer
Hinsicht wie, sagen wir, andere Krankheiten und andere Dinge,
die krankheitserzeugend sind, dann werden sie durch die demokra-
tischen Prozesse von ihren Politikern verlangen, daß etwas gemacht werden soll. Was da gemacht werden soll, darauf komme ich
gleich zurück. Aber ich glaube, bevor überhaupt etwas passieren
wird, muß man den Leuten das Problembewußtsein bringen. Da kann
man antworten: das geht nicht, da sind zuviele emotionale Faktoren
mit im Spiel. Das ist aber nicht wahr. Z.B. in der Kindererziehung
gibt es viel rein Kognitives, pures Wissen, das heute vielen,
vielen Eltern fehlt. Ganz einfache Sachen, z.B. daß man die Kinder
nicht schlagen soll, wenn sie ins Bett machen, daß man sie nicht
strafen soll durch Einsperren in dunkle Zimmer und solche ziemlich elementare Sachen, die vielen Leuten dennoch unbekannt sind.
Wäre es z.B. nicht möglich, auch den Verantwortlichen, den Be-
schlußfassenden Wichtiges bewußt zu machen, auch den Menschen-
pflegern aller Sorten, nicht nur den Ärzten, den Krankenschwe-
stern, den Polizisten? Allen Sorten von Leuten, die mit anderen
Leuten zu tun haben, auch Vorarbeitern und Beamten? Nämlich ihnen
beizubringen, daß es nicht nur wichtig ist, etwas über die

Maschinen zu wissen, sondern auch über die Menschen, für die sie auch verantwortlich sind. Für die Maschinen werden sie ausgebildet, für die Menschen gar nicht.

Das _dritte_ Prinzip ist das der _Forschung_. Vieles weiß man heute noch nicht. Man kann nur das bei anderen bewußt machen, was man selbst weiß, worin die heutige Forschung einigermaßen einig ist. Das ist nicht besonders viel, aber das ABC dennoch. Was man nicht weiß, das muß man erforschen. Und das macht man am besten interdisziplinär. Und da habe ich einen Punkt, der - glaube ich - wichtig ist. Nämlich, daß es in einem Dialog mit den Politikern _und_ mit den "Rasenwurzeln", mit dem Normalverbraucher sein muß. Wir Ärzte und Forscher sitzen zu isoliert. Wieviele von uns sind jemals in einer Fabrik gewesen? Mehr als fünf oder zehn Minuten? Wieviele von uns haben ein Fließband gesehen oder einen automatisierten Produktionsprozeß? Wieviele waren in einer Schmiede und haben die Hitze und den Lärm dort erlebt? Manche Leute flüchtig, manche überhaupt nicht. Wieviele wissen, wie ein Altersheim oder ein Kinderheim aussieht - wie es dort ist und wie dort zu leben ist? Auch die Forschung müßte sich für solche Sachen interessieren und in Dialogen mit diesen Leuten neue Forschungsprogramme formulieren. Mit dem Praktiker und dem berühmten "Mann von der Straße". Dann müssen die Resultate auch an den Durchschnittsbürger zurück. Dieser bezahlt ja schließlich unsere Forschungen und er hat auch das Recht zu wissen, was wir gemacht haben. Es ist nicht genug, daß es ein dickes, schönes Buch wird, das auf einem Bücherregal steht. Es muß auch übersetzt werden. Übersetzt ins praktische Handeln, übersetzt in Informationen, die gewöhnliche Leute verstehen können. Dann und wann ist es schwer, aber der Versuch muß immer gemacht werden, wenigstens der Versuch. Ob es dann gelingt oder nicht, das ist eine zweite Frage.

Nun das _vierte_ Prinzip. Es ist jenes der _Auswertung und der Rückverbindung_ in die Sozialpolitik. Auch in der Bundesrepublik ist es wahrscheinlich so, daß die Bundesregierung gewisse soziale Maßnahmen vorschlägt und der Bundestag sie beschließt. Wird es aber ausgewertet? Welche Wirkungen hat es, welche Nebenwirkungen? Man soll nicht so oft fragen, wie man es oft macht: gut oder schlecht

- ist die neue Reform gut oder schlecht? Man soll fragen: gut
für wen? Schlecht für wen? Gut auf welche Weise, zu welchen Kosten? Wäre es z.B. nicht möglich, daß man, sagen wir 1% der Kosten
für alle großen sozialpolitischen Reformen, für Forschung und
Auswertung dieser Reformen ausgeben könnte? Automatisch 1%, nicht
nur einmal, sondern auf lange Sicht.

Das führt mich zu meinem nächsten Faktor und Prinzip, nämlich
Monitoring. Mit Monitoring meint man, daß die Umweltprozesse,
sozialen Prozesse und medizinischen Prozesse über längere Zeit
verfolgt werden. Auf solche Weise, daß man die einen zu den
anderen in Beziehung setzen kann. Da weiß man z.B., daß in einem
der Länder der Bundesrepublik - sagen wir - die Blutdruckerhöhung
zunimmt, viel mehr als in anderen Ländern, und da fragt man sich
warum? Was hat sich in der Umwelt verändert? Was hat sich in der
Reaktionsweise der Bevölkerung verändert, die das erklären kann?
Und dann bekommt man ein "early warning system", etwa so, wie
Radar arbeitet. Man muß also die Umwelt beschreiben, subjektiv
und objektiv, man muß die menschlichen Reaktionen beschreiben,
subjektiv und objektiv, man muß es an die Bürger weitervermitteln
und auch an die Beschlußfasser, an die Politiker. Schließlich ist
es eine Frage von citizens participation, von Bürgerinitiativen.
Ich glaube, daß wir allzuviel so gehandelt haben, daß wir von
oben nach unten Befehle gegeben haben. Wir als Experten wissen,
was für die Leute gut ist und dann sagen wir es den Leuten. Machen
Sie's so, machen Sie's anders! Ich glaube, daß es besser ist, den
Menschen klarzumachen, daß sie sich bewußt werden über die verschiedenen Probleme, daß sie motiviert werden für die verschiedenen Probleme und daß sie selbst was machen wollen. Daß sie
selbst z.B. sich mehr bewegen wollen, weniger Fett essen wollen,
weniger rauchen wollen, weniger Alkohol trinken usw. usw., eine
bessere Balance haben zwischen dem Arbeitsleben und dem Familienleben, sich fragen, was wichtiger ist, einen neuen Paragraphen
im Recht zu schreiben, oder ein guter Vater zu sein, wenn man
nicht beides gleichzeitig kann. Also der kleine Mann soll als
Subjekt und nicht nur als Objekt behandelt werden. Sie erinnern
sich sicher an das Sprichwort von Orwell's "1984": "Big brother
is watching you". Ich würde es anders vorschlagen, nämlich

"Small brother is watching you" und "you" - das sind Politiker.
Der kleine Mann soll auf den großen Politiker gucken und sehen,
daß er sich richtig benimmt und im Interesse des einzelnen
Menschen. Und dann soll Verantwortung für Macht und Einfluß über
die eigene Umwelt auch dem einzelnen Menschen gegeben werden.
Es ist fürchterlich schwer für die Bundesregierung, zu wissen,
was für jeden einzelnen gut ist. Und da suchen sie gewöhnlich
einen kleinsten gemeinsamen Nenner und hoffen, es einigermaßen
gut zu machen. Vielleicht wäre es noch besser, den Einzelnen über
solche Details beschließen zu lassen. Ich habe vor einiger Zeit
mit einer Politikerin gesprochen und sie hat gesagt: was die
Wissenschaftler heute diskutieren, ist vielleicht die Sozialpolitik
von morgen. Vielleicht wird es auch hier in der Bundesrepublik
so werden. Ich glaube nicht, daß wir als Ärzte die Lösungen der
großen Gesellschaftsfragen kennen. Aber ich glaube, daß wir ein
kleines bescheidenes Stück zum großen komplizierten Muster beizu-
fügen haben.

VESTER: Ich möchte Ihnen sehr herzlich danken. Sie sprechen mir
hier aus tiefster Seele, indem Sie letzten Endes auch unsere
ganze Diskussion in einen größeren Zusammenhang bringen. Vielleicht macht es Ihnen eine kleine Freude, wenn ich Ihnen erzähle,
daß mein Institut gerade jetzt im Auftrag des Bundesinnenmini-
steriums für die UNESCO die erste plausible kybernetische System-
studie über "Ballungsgebiete in der Krise" gebracht hat, d.h.
einen holistisch-ökologischen Denkansatz, denkbar als Arbeits-
instrument. Also eigentlich genau das, was Sie gefordert haben.
(Die Studie ist noch im Druck und ich will sie gerne Ihnen allen
zur Verfügung stellen *). Es geht um eine biologische, oder genauer
biokybernetische Betrachtungsweise in Richtung auf überlebens-
fähige und lebenswerte Systeme. Es geht uns dabei wie Ihnen um
die Übersetzung wissenschaftlicher Ergebnisse für die große Masse,
die ja letzten Endes uns wiederum bezahlt. In dieser Weise sollten
komplizierte Dinge so verständlich gemacht werden, daß selbst
ein Politiker sie liest, der ja oft schon abschaltet, wenn ein
Bericht länger als drei Zeilen ist.

----

*Inzwischen im Buchhandel über die Deutsche Verlagsanstalt.

<u>KERBER</u>: Als ein Mann, der sich hauptberuflich mit dem Thema beschäftigt, das Herr LEVI hier in den Mittelpunkt gestellt hat, nämlich mit den Zielen der Gesellschaftspolitik, von der die Gesundheitspolitik ein Teil ist, muß ich leider ein wenig Wasser in den Wein schütten, was die Erreichbarkeit der aufgewiesenen Ziele angeht. Ein Schwede, Graf Axel OXENSTJERNA soll gesagt haben: "Mein Sohn, wenn Du wüßtest, mit wie wenig Vernunft Politik gemacht wird!" Ich darf die Schwierigkeit am Beispiel der Wirtschaftspolitik aufzeigen.

Die theoretische Wirtschaftspolitik ist sich schon seit langem darüber klar, daß das Wirtschaftswachstum, verstanden als maximales Bruttosozialprodukt, nicht die ideale Zielgröße darstellt. Die statistischen Größen sagen nicht unmittelbar etwas aus über das wirtschaftliche Wohlergehen der Menschen. Durch erhöhte Rüstung steigt das Sozialprodukt, aber die Auswirkungen auf den Menschen können sehr negativ sein. Raketensysteme und Äpfel lassen sich nicht sinnvoll zusammenzählen, um dadurch ein Maß des Wohlstandes zu gewinnen.

Um diese Schwierigkeiten zu umgehen, hat man versucht, ein System zu konstruieren, indem die Einzelnen in der Lage sind, über den Markt ihre Wünsche auszudrücken und zu erfüllen. Nicht die Quantität der Güter, sondern der "Nutzen" soll maximiert werden, wobei der Nutzen definiert wird als das, was die Menschen wollen und in ihren Wahlentscheidungen zum Ausdruck bringen. Diese Wünsche optimal zu erfüllen, bemüht sich die Wirtschaftspolitik.

Aber selbst wenn dies gelänge, wird dabei vorausgesetzt, daß die Menschen das wollen, was ihnen wirklich Nutzen bringt. Es zeigt sich aber beispielsweise in der Gesundheitspolitik, daß die Menschen gut essen wollen, dabei aber vielfach ihre Gesundheit zugrunde richten. Was die Leute also ausdrücklich wollen, muß noch einmal hinterfragt werden - aber in welcher Richtung? In der Medizin haben wir es noch mit verhältnismäßig abgrenzbaren Problemen zu tun und können gewisse beobachtbare Phänomene als Ursachen oder jedenfalls als Korrelate für Krankheit in Anspruch nehmen. Wir können aufklären und den Menschen sagen, welche

Konsequenzen bestimmte Verhaltensweisen voraussichtlich haben
werden, und unter Zuhilfenahme der Sozialpsychologie und auch der
Soziologie sie veranlassen, daraus auch Konsequenzen zu ziehen.
Aber wenn wir den Menschen ihre Freiheit nicht nehmen wollen,
werden wir nur mit bescheidenen Erfolgsaussichten rechnen können.
Die Erfahrungen, die meine Kirche im Kampf zur Überwindung
schlechter und schädlicher Verhaltensweisen im Laufe der Jahr-
hunderte gemacht hat, sind nicht allzu ermutigend.

Selbst wenn es möglich wäre, in einer Art medizinischer Anthro-
pologie ein Bild des Menschen zu entwerfen, das uns über die
körperlichen Krankheiten hinaus sagt, was dem Menschen bestimmt
schädlich ist, bliebe die Frage noch offen, was positiv das Glück
des Menschen ausmacht! Woher wissen wir denn, ob nicht einer der
schlimmsten Stressoren des modernen Menschen die unbeantwortete
Frage nach dem Sinn des Daseins sein könnte, nach allgemein an-
erkannten und gesellschaftlich vermittelten Werten? Leben Menschen
in einem ideologischen System, in einer falschen Auffassung,
nicht möglicherweise glücklicher und beschwerdefreier? Aber wäre
uns die Gesundheit diesen Preis wert? Offensichtlich ist der
Mensch nicht ein Wesen, das durch die bloße Befriedigung von Bedürfnissen glücklich werden kann, sondern er möchte auf ein Ziel
hin leben, von dem sein Dasein einen Sinn, eine eigene Würde und
auch Sicherheit empfängt. Dabei sehe ich allerdings auch keinen
Weg, in kurzer Zeit zu einem solchen gemeinsamen, gesellschaftlich
vermittelten Verständnis vom Sinn des Daseins zu gelangen.

STOCKSMEIER: Die Frage nach dem Sinn des Lebens möchte ich dahin
etwas provozierend angeben - vielleicht haben wir 20, 30 Jahre
lang zuviel Zeit, um nachzudenken. Denn wenn wir bedenken, daß
eigentlich vielleicht die Natur uns darauf angelegt hat, daß
wir etwa 30 Jahre leben sollen. 30 bis 40 Jahre sollen wir
leben und dann sollten wir - so hat es vielleicht die Natur vor-
programmiert - eigentlich sterben - gleich aus welchen Gründen.
Und jetzt sind wir eigentlich aufgrund eines Gehirns, das die
Natur uns als "Computer" mitgeliefert hat, aus der Programmierung
"ausgeflippt" und haben plötzlich der Natur ein Schnippchen
geschlagen und sind jetzt gegen die Erwartung der Natur wesentlich

älter geworden und bekommen jetzt die Probleme, die wir uns
eigentlich selber eingebrockt haben, indem wir nämlich jetzt
plötzlich Krankheiten produzieren, die die Natur ursprünglich
für uns gar nicht vorgesehen hatte. Und um in das Modell von
Lennart LEVI hineinzugehen, dann müssen wir uns natürlich selbst
auch Stoffwechselkrücken oder Verhaltenskrücken liefern, sprich
z.B. Tranquilizer oder Schmerzmittel, um diesen Kasten auszuhalten;
denn auch die Dichte der Bevölkerung hat die Natur ja nicht vorgesehen. Was nicht bedeutet, daß wir auf der anderen Seite nicht
suchen sollten, diesen Kasten individuell zu vergrößern. Wenn
uns das gelingen würde, dann hätten wir schon viel getan. Wir
sollten beides tun, denn gerade bei den Studenten ist ein phan-
tastisches Entschuldigungsargument, sich eigentlich gar nicht
um die Symptome kümmern zu müssen, es heißt dann schnell, die
Gesellschaft muß verändert werden. Dann bringe ich immer das
Beispiel: wenn Sie also demnächst als Akutpatient zu mir kommen,
kurz vor dem Magendurchbruch, dann klopfe ich Ihnen auf die Schul-
ter und schicke Sie nach Hause, lasse Sie sterben und sorge dafür,
daß endlich die Fließbänder abgeschafft werden, damit es die
Urenkel besser haben. So geht es aber nicht! Ich glaube, es ist
wichtig, daß wir sowohl am Symptom kurieren, was wir ja alle tun,
als auch, daß wir versuchen, die Ursachen zu analysieren und
eben jenen Lebensraum etwas größer machen, damit wir mit der
Natur bald wieder einigermaßen in Ausgleich kommen.

LEVI: Ich sage durchaus ja zu dem, was Du meinst, Uwe (STOCKS-
MEIER)! Ohne Zweifel - es wäre falsch, den Menschen sterben zu
lassen an Blutungen am Magen, während wir versuchen, die Gesellschaft besser zu machen. Es ist nicht das eine oder das andere, es
ist das eine und das andere. Meine Kritik war, daß man nicht nur
das eine machen soll, auch nicht nur das andere, selbstverständlich.
Wenn man Hühneraugen hat und wenn der Schuh schwer drückt, da soll
man die Hühneraxgen behandeln, und man kann Analgetika nehmen,
und man soll gleichzeitig zum Schuhmacher gehen - zum Schuster.
Nicht das eine oder das andere, sondern das eine und das andere,

und da meine ich eben, daß wir als Ärzte auch eine Pflicht haben
gegenüber unseren Patienten, gegenüber der Allgemeinheit, dem
Publikum, dem wir dienen, daß wir uns in die politische Diskussion mit unseren kleinen bescheidenen Stückchen auch mischen.
Nicht, daß wir eine "Medikokratie" haben wollen, daß wir Antworten
haben auf alle Fragen - um Gottes willen, nein! Aber wir haben
gewisse Antworten auf gewisse, ziemlich beschränkte Fragen und
mit diesen Antworten sollen wir zu den Politikern und zum großen
Publikum gehen, und nicht nur in unseren Elfentürmen sitzen und
nichts machen. "Nichts machen" bedeutet nämlich auch "Was machen".
Oft passiert es dann auf die folgende Weise: Der Politiker kommt
zum Experten, der Soziologe sein kann, oder der Psychologe oder
Arzt oder Ökologe oder sonst was, und dann sagt der Politiker:
ich muß einen Beschluß fassen. "Hier wird eine neue Stadt gebaut,
eine neue Satellitenstadt vor München. Wie soll diese Stadt ge-
plant werden?" Und dann sagt der Forscher: "Um das beantworten
zu können, brauchen wir mehr Forschung." Daraufhin sagt der Politiker: "Schön, macht mehr Forschung, aber wir machen unsere Beschlüsse sowieso. Wir können nicht auf die Forschung warten."
Das einzige, was man dadurch erzielt hat, ist, daß der Politiker
sowieso beschließen wird. Und dazu haben wir also beigetragen.
Die Alternative ist, daß man den Politikern erzählt, was man
schon weiß. Das kann viel sein, daß kann wenig sein, es kann
ungenügend sein, aber wenn man versucht, wenigstens ehrlich zu
sagen, daß man weiß, daß eine Satellitenstadt wenigstens einigermaßen vollständig sein soll - es sollen Kinderheime da sein und
Bibliotheken, usw. -, daß aber das durchaus nicht die Antwort
auf alle Fragen ist. Da sagt der Politiker: "Schön, das mache ich,
aber ich mache auch sonst, was mir politisch gefällt." Dann sagen
wir: "Schön, dann machen Sie das, aber lassen Sie zu, daß wir das
Geschehene wissenschaftlich und interdisziplinär auswerten, damit
wir aus dieser Erfahrung lernen." Es ist eine einfache Geschichte,
daß man aus Erfahrung lernt, aus guten Erfahrungen, aus schlechten
Erfahrungen und daß man dann die nächsten Beschlüsse in den nächsten Jahren - in den nächsten 2 Jahren - besser machen kann, als
man es jetzt machen kann. Und das ist eigentlich die ganze Sache.
Es soll ziemlich bescheiden gemacht werden, wir sollen nicht
behaupten, daß wir die Hauptfragen beantworten können, aber

gewisse Fragen, die mit Gesundheit zu tun haben oder mit dem menschlichen Leben im Falle der Psychologen oder mit menschlichem Verhalten in Gruppen im Falle der Soziologen usw. Alles das sollen wir dem Publikum und den Politikern anbieten.

HALHUBER: Und zu den Einwänden von Herrn KERBER?

LEVI: Ja Herr KERBER, ich glaube, Sie sind mit Ihren Erwartungen auf einem zu hohen Niveau. Unzählige Kinder werden heute geboren, die nicht erwünscht sind. Es ist schwer zu sagen, ein neugeborenes Kind braucht Eltern, die das Kind lieben, und es offen zu sagen, wenn die Eltern das Kind hassen (was sehr oft der Fall ist), ist wahrscheinlich sehr schwer. Da kann man vorbeugen. Sehr viele Eltern haben keine Ahnung von der Kindererziehung. Ich glaube nicht, daß man sie zu einem Sieger in einem Eltern-Grand-Prix machen kann. Aber das Elementare - das ABC - das kann man ihnen schon beibringen. Sehr viele Jugendliche wählen einen Beruf, weil es ein Modeberuf ist oder weil ein Verwandter oder der Vater diesen Beruf hat usw., ohne sich darum zu kümmern, ob das ein guter Beruf für ihre Anlagen ist oder nicht. Sehr viele Leute arbeiten in einer Umwelt, an Arbeitsplätzen, die schrecklich sind. Wohl die meisten hier haben wahrscheinlich keine Ahnung davon, aber bitte gehen Sie in die Fabrik und stellen Sie sich selbst an die Arbeitsplätze und Sie werden sehen, es ist eine Plage, dort zu stehen. Sehr viele Leute erreichen heute ein höheres Alter und kommen in die Rente. Sie wissen, wie es war mit diesem Alter von 65 Jahren, in dem die Pensionierung kommt? OTTO von BISMARCK hat 1893, glaube ich, eine Rede gehalten und ein Renten- und Ruhestandsalter von 65 Jahren vorgeschlagen. Warum ausgerechnet bei 65 Jahren? Weil damals ziemlich wenig Deutsche 65 Jahre und älter waren. Es war also ziemlich billig, solch eine Reform zu machen. Das war nur <u>ein</u> Grund. Der zweite Grund war, daß BISMARCK - und das hat er ganz offen gesagt, (ich habe zufälligerweise seine Rede gelesen, eine der letzten Reden übrigens, die er im Reichstag gehalten hat, bevor er selbst in den Ruhestand trat) - "wir machen das, weil Leute, die eine kleine Rente bekommen, zum Staat loyal sind. Solange sie Geld von uns bekommen, werden sie keine Revolution machen". Auch wenn die Rente klein ist, lohnt es sich für den Staat, so zu handeln. Und so haben diese zwei Überlegungen, weil an sozialem Gefühl sehr wenig da war - wenn Sie die Rede lesen, können Sie es sehen - auf diese Weise das Leben von unzähligen Menschen beeinflußt. Ob der Ruhestand bei 65 Jahren paßt oder nicht, ist uninteressant.

Und ich will Ihnen ein letztes Beispiel geben aus meinem Lande. Wir machen jetzt - wir haben schon gemacht - einen flexiblen Übergang in den Ruhestand auf zweierlei Weise. Erstens kann man in den Ruhestand gehen zwischen 60 und 70 Jahren. Frühestens mit 60, spätestens mit 70 Jahren - bei gesunden Leuten, bei Kranken selbstverständlich früher, wenn nötig. Das ist das eine. Das zweite ist, daß man außerdem diesen Übergang partiell machen kann. Man kann also partiell pensioniert werden und partiell weiterarbeiten, was einem biologischen Gesetz entspricht. Es ist ja nicht so, daß man plötzlich nicht mehr arbeiten kann. Man wird älter und man wird etwas müder und man kann vielleicht nicht mehr soviel leisten. Gewisse Leute können und wollen es, andere nicht, und die Antwort, die gesellschaftliche Antwort auf die Situation ist der flexible Übergang. Dann wird man noch älter und kommt in ein Altersheim. Wissen Sie, wir denken oft an die Leute im Altersheim. Wir denken von Ihnen, als wären es Leute vom Mars, oder als ob es eine ganz andere Volksgruppe wäre, aber eines Tages sind wir selbst dort. An diesem Tag werden wir in einem Bett liegen und eine Krankenschwester wird zu und sagen: "na, hören Sie mal auf mit diesen Dummheiten! Hier gelten gewisse Regeln, an die müssen Sie sich halten. Frauen auf dem Zimmer in ihrem Alter, pfui! Und Alkohol wollen Sie noch trinken? Was ist denn das? In unserem Altersheim kommt sowas nicht in Frage." Und Sie werden wie ein unselbständiges Kind behandelt. Sie werden Schmerzen haben und Sie werden um Morphin bitten, aber ein Kollege wird Ihnen sagen: "Morphin ist gefährlich, Sie können Morphinist werden", obwohl Sie vielleicht nur einige Monate vor dem Tod sind. Sie werden wahrscheinlich Ihre letzte Zeit sehr, sehr unangenehm leben müssen. Alles das ist beeinflußbar durch Sozialpolitik. Ich meine nicht, daß man mit den großen philosophischen Fragen anfangen sollte, man sollte mit den einfachen "Rasenwurzeln" anfangen. Man kann schon mit kleinen Mitteln ziemlich viel ausrichten.

VESTER: Ja, um ebenfalls zurückzukommen auf dieses resignierende
Plädoyer von Herrn KERBER, der uns sagt, wir haben eigentlich bei
den zivilisatorischen Problemen unserer "kranken Gesellschaft" gar
keine Möglichkeit, so wie ein Arzt zu sagen: danach strebst du,
du willst gesund werden, und der dann dem Patienten sagen kann,
wie er das macht und ihm die Motivation gibt, etwas zu tun. Daß
wir die Möglichkeit bei unserer Gesellschaft nicht hätten, das be-
streite ich ganz entschieden. Die Ökologen haben eine ganze Menge
Möglichkeiten, zu sagen, wo wir eigentlich hinstreben sollten.
Sie dagegen sagen, wir müßten erst ein Ziel suchen, für welches
wir eigentlich leben. Aber ehe Sie ein Ziel finden können, für
das Sie dann leben wollen, müssen Sie überhaupt erstmal überleben.
Wenn Sie sich unsere Wachstumskurve ansehen -, nicht nur das Be-
völkerungswachstum, sondern diese ganzen Explosionen, denen wir
zur Zeit ausgeliefert sind, auf dem Energiesektor, auf dem Roh-
stoffsektor -, dann sehen Sie, daß unsere lieben Freunde MEADOWS
und FORRESTER noch sehr große Optimisten waren, daß es inzwischen
wirklich um das Überleben unserer Zivilisationsgesellschaft geht.
Und von diesem Überleben her gesehen haben wir sehr deutlich
Vorstellungen z.B. von der Ökologie, die, ähnlich wie ein Arzt,
der Gesellschaft sagen kann, das und das sind die Grundbedingungen,
die Grundregeln oder die Grundgesetze überlebensfähiger Systeme,
die müssen wir zumindest einhalten, um zu überleben. Dann
können wir uns immer noch überlegen, für welches höhere Ziel wir
überleben wollen. Wenn wir etwa in einer solchen Studie, wie in
"Ballungsgebiete in der Krise", Entscheidungshilfen anbieten für
die Politiker, dann sind das bereits ganz pragmatische Entscheidungshilfen, die aus solchen Grundgesetzen überlebensfähiger
Systeme abgeleitet werden. Und der Prozeß des Bekanntmachens hat
den des Bewußtwerdens zur Folge.

HALHUBER: Darf ich versuchen, eine Brücke zu schlagen, denn ich
habe für die Frage von Herrn KERBER auch Verständnis. Es ist
nämlich die Frage, wie wir den Patienten zu Verhaltensänderungen
motivieren. Gerade für den Präventivmediziner und Rehabilitations-
kliniker ist die Frage der Motivierung eines Patienten oft mit
der Sinnfrage verbunden, z.B. wenn es gilt, eine Sucht - ganz
gleich welcher Art - zu überwinden. Und da sind die Probleme für

den Kardiologen, für den Sozialpsychiater, für den Gesundheits-
politiker, für alle, die es also mit Suchtkranken zu tun haben,
völlig identisch. Ich ertappe mich manchmal dabei, daß ich in
Versuchung gerate, als Rehabilitationsmediziner mit Neid nach
dem Osten zu schauen, wo ein Druck ausgeübt werden kann, und zu
sagen: die haben es leichter als wir, weil sie eine Ideologie
haben und durch sie ein Druck ausgeübt wird. Davon war die Rede
und dies ist die Frage, ob nicht manche, die ideologisiert sind,
glücklicher sind. Und daher stellt sich wirklich über das Pragmatische hinaus im Zusammenhang mit der Stress-Prävention die
Frage nach der akzeptierten Wertordnung, nach den Prioritäten
von dem, was uns wichtig ist im Leben. Aber das weiterzudiskutie-
ren, wäre mehr als ein abendfüllendes Programm. Es sollte allerdings bald einmal durchdacht und durchgesprochen werden. Hier
möchte ich nur noch sagen, - um Mißverständnissen vorzubeugen -
daß ich den genannten Versuchungen nicht zu erliegen gedenke.

KERBER: In einem Punkt bin ich mißverstanden worden; in einem
anderen Punkt habe ich vielleicht selber etwas mißverstanden:

1. Kein Zweifel besteht, daß wir die Bedingungen unserer Existenz
sichern müssen und daß wir hierbei auf ganz klare, eindeutige
Probleme stoßen, die bewältigt werden müssen. Außerdem: Wenn es
jemandem weh tut und er schreit und ich habe den Eindruck, daß
er nicht hysterisch schreit (und wenn er hysterisch schreit, ist
das immer noch mein Problem, warum er schreit), dann brauche ich
kein großes Sinnargument mehr zu fragen, warum ich das Leid beseitigen soll, sondern fange dort an, ihn zu behandeln, wo es ihm
weh tut.

2. Schwieriger ist es, ein umfassendes Konzept von Prioritäten
zu entwickeln, wie die vorhandenen knappen Mitteln zur Prävention
am besten eingesetzt werden sollen. Was das angeht, ist unsere
Gesellschaftspolitik und Sozialpolitik noch Stückwerk. Man versucht einmal da etwas und pfuscht dort etwas und überprüft nicht,
ob die Maßnahme 1 durch die Maßnahme 3 nicht aufgehoben wird.
Wenn ich den Wettbewerb als unzulängliches Lenkungsinstrument für
die Wirtschaft kritisiert habe, so gilt dasselbe in noch größerem
Umfang für die Politik. Der Politiker ist abhängig vom "Meinungs-

markt" und versucht, Wählerstimmen zu maximieren aus der berech-
tigten Überlegung heraus, daß er, um überhaupt etwas machen zu
können, an die Macht kommen oder an der Macht bleiben muß. Damit
wird die Politik relativ irrational, wenn es nicht gesellschaftlichen Gruppen gelingt, eine Mehrheit von Bürgern auf die Rationa-
lität hin zu beeinflussen. Der Politiker selbst kann nur in einem
beschränkten Umfang dem Volke das sagen, was auf uns zukommt.
Das gilt beispielsweise - dafür habe ich mehrere persönliche
Zeugnisse von Politikern - für die Probleme der Gesundheitsvor-
sorge vor der Bundestagswahl am 3. Oktober 1976. Die Politiker
weigern sich, irgend etwas davon, was spätestens am 4. Oktober
bezüglich unserer Krankenversicherung in Angriff genommen werden
muß, vor der Wahl herauszulassen, weil sie sagen, das wäre poli-
tischer Selbstmord. Das stellt zwar für unsere Mündigkeit und
die Mündigkeit der Politiker oder deren Auffassung über unsere
Mündigkeit ein miserables Zeugnis aus, aber vorläufig muß ich mich
damit abfinden, daß es in dieser buckligen Welt so ist. Ich würde
daraus einen Auftrag ableiten für alle, die nicht unmittelbar
vom politischen Votum abhängig sind, sich intensiv an dieser
Meinungsbildung zu beteiligen und die Öffentlichkeit auch auf un-
angenehme Wahrheiten aufmerksam zu machen. Dazu gehört neben den
Leuten der Kirche auch die medizinische Profession, sofern dies
nicht wieder selber eine Interessengruppe ist.

LEPPER: Ich habe bei allen diesen Diskussionen, was man tun kann,
um den Infarkt zu verhindern, an eine große Anzahl unserer Patienten denken müssen, die uns bei allen ambulanten Treffen, die
wir hatten, ungefragt sagten: "Wissen Sie, wenn ich ehrlich bin,
muß ich zugeben, ich bin eigentlich dankbar, daß ich den Infarkt
gehabt habe. Es geht mir viel besser als vorher. Ich sehe, daß
das Leben einen ganz anderen Sinn hat."

LEVI: Unsere Politiker haben allzu lange geglaubt, daß, indem man
uns mehr Geld anbieten würde, alle Probleme zu lösen wären. Die
Gesellschaftsentwicklungen in der ganzen Welt, glaube ich, haben
gezeigt, daß das nicht der Fall ist. Solange der Magen leer war
und man ein Mittagessen bekommen hat, war man schon zufrieden.
Aber wenn man ein Mittagessen schon gegessen hat und gleich darauf

noch ein Mittagessen angeboten wird, wird man nicht doppelt so
satt, man wird übersatt, man wird unzufrieden. Man kann also
erstens zuviel vom Guten bekommen, dann und wann, das, glaube ich,
ist kein großes Problem, aber man löst solche Probleme nicht durch
mehr Service, durch Dinge, die man für Geld kaufen kann. Jemand
hat gesagt, daß das Wichtigste in der Welt das ist, was mit Geld
gekauft werden kann und das Essentielle in der Welt das ist, was
mit Geld nicht gekauft werden kann. Ich glaube, man sollte an die
Weisheit der einzelnen Menschen glauben. Ich habe einmal mit der
chinesischen Repräsentantin in der Weltgesundheitsorganisation
diskutiert. Sie hat dabei einen Ausdruck verwendet, der mir sehr
gefallen hat, nämlich "the wisdom of the people" - die Weisheit
der einzelnen Menschen. Man soll nicht zuviel an Experten glauben.
Man soll nicht zuviel an Orthopäden glauben, die so genau wissen,
welche Schuhe wir brauchen. Es gibt ein englisches Sprichwort,
das lautet: "niemand weiß so gut wie der, der den Schuh trägt, wo
der Schuh drückt". Deshalb soll man die Leute selbst befragen und
man soll den Leuten einen gewissen Einfluß auf die Gestaltung
der eigenen Situation geben. Man soll sie nicht von vornherein
unmündig erklären. Ich glaube also, daß wir viel aktivere Dialoge
brauchen. Wir alle, die wir hier sitzen, müssen in die Welt hinaus, müssen mit den Politikern sprechen, müssen auch Politikern
zuhören. Die haben auch ihre Geschichte zu erzählen, die haben
auch ihre Probleme und sie brauchen unsere Hilfe und wollen sie
wahrscheinlich sogar haben. Aber wenn wir zu hoch in unseren
Elfenbeintürmen sitzen und nur immer sagen: ah, das ist zu schwierig, das ist zu kompliziert, wir sind mit unserer Forschung noch
nicht so weit, sie und wir müssen unabhängig weitermachen, dann
werden die Politiker schließlich aufhören, uns überhaupt zu fragen. Wir brauchen also Dialoge mit den Politikern und wir brauchen
Dialoge mit den gewöhnlichen Leuten. Warum setzen wir uns nicht
z.B. mit einer Gruppe von Industriearbeitern, mit einer Gruppe
Angestellter im Großraumbüro zusammen und diskutieren ihre Probleme und versuchen, unsere Forschung auf solche Weise durchzuführen, daß es den Leuten dient? Unsere Resultate sollten dann
an die Leute zurückgehen und zwar auf eine Weise, daß sie politisch genützt werden können, daß sie von den Politikern, von den
Interessenvertretungen bearbeitet werden können. Dann werden

die Politiker, die Abgeordneten der Parteien mehr interessiert
werden, als wenn die Vorschläge von uns direkt kommen.

<u>HALHUBER</u>: Ich glaube, das war das passende Schlußwort für diesen
Problemkreis - und zwar aus schwedischer Sicht, was ich besonders
betonen möchte.

Schlußworte*

<u>BUTOLLO</u>: Der Verlauf der Tagung hat gezeigt, daß für die psycho-
sozialen Aspekte der Herz- und Kreislauferkrankungen viel weniger
Information zur Verfügung steht als für somatische Aspekte. Dies
mag z.T. an den methodischen Schwierigkeiten bei einer objektiven
Untersuchung dieser Faktoren liegen, die meines Erachtens noch
lange nicht restlos geklärt sind.

Vielleicht ist mehr von einer Änderung der Forschungsstrategie
zu erwarten. Darunter verstehe ich eine stärkere Konzentration
der Forschungsintensität auf <u>Veränderungs</u>studien anstatt auf reine
Verlaufs- und Kovariationsstudien. Derartige Studien können sowohl therapeutisch wie auch präventiv Maßnahmen auf dem Gebiet
psychosozialer Faktoren zum Gegenstand haben. Trotz der enormen
praktischen und methodischen Probleme ist bei einem derartigen
Ansatz jedoch zu erwarten, daß er präzisere Kenntnisse über
Risikofaktoren ebenso wie über die Veränderbarkeit derselben
liefert.

<u>VON HOLST</u>: Insgesamt verlief diese interdisziplinäre Tagung meiner
Meinung nach - trotz mancher Verständigungsschwierigkeiten und
trotz aller Vereinfachungen, die jeder von uns machen mußte -
sehr positiv, da jeder Teilnehmer stets versuchte, die Gedanken

---

* Die folgenden Schlußworte sind nicht unmittelbar nach Abschluß
der Diskussionen gesprochen, sondern auf die entsprechenden Bitte
des Moderators an alle Teilnehmer für den Verhandlungsbericht
im Abstand von Wochen geschrieben worden. Sie folgen in alphabe-
tischer Reihung.

und Aussagen des anderen zu verstehen und zu respektieren, was zwischen Klinikern, Physiologen, Soziologen, Psychologen etc. keineswegs selbstverständlich ist. Daß ein derartiger Dialog möglich ist, war für mich das wichtigste Ergebnis dieser Tagung.

Grundsätzlich herrschte wohl auch Übereinstimmung darüber, daß es so etwas wie "Stressoren" d.h. irgendwie unangenehm belastende Situationen in der Umwelt gibt; doch über die Bedeutung, die sozialem Stress bei der Entstehung von Herz- und Kreislaufkrankheit zukommt, herrschte verständlicherweise unterschiedliche Meinung. Ein Teil der Ärzte - besonders artikulierte diese Kritik ja Herr NÜSSEL - lehnte zwar die mögliche Beteiligung von soziopsychischen Faktoren bei der Entstehung von Erkrankungen nicht ab, hielt jedoch die Ausschaltung der verschiedensten Risikofaktoren für das eigentliche Problem, da diese letztlich für die Erkrankung verantwortlich seien. Nun ist es weder bewiesen, daß Risikofaktoren tatsächlich für Erkrankungen verantwortlich sind (noch so gute Korrelationen können selbstverständlich niemals Kausalzusammenhänge beweisen), noch ist zu verstehen, warum ein Teil der Bevölkerung bestimmte "Risikofaktoren" entwickelt, ein anderer aber nicht; es ist jedoch sehr gut belegt, daß Belastungen der verschiedensten Art (eben auch soziopsychisch-bedingte) zur Entstehung von Risikofaktoren und zu Herz-, Nieren- und Kreislaufschäden führen können. Da bei einer Anerkennung soziopsychischer Faktoren als Ursache von Risikofaktoren und Erkrankungen der Kliniker bei der Behandlung des Patienten in verstärktem Maß dessen Umwelt einbeziehen müßte und er damit meist überfordert wäre, ist es mehr als verständlich, daß sich Ärzte gegen diese Gedanken sträuben, zumal auch die Behandlung allein der Risikofaktoren ohne Zweifel positive Wirkungen hat.

Wenn man die Möglichkeit soziopsychisch-bedingter Erkrankungen anerkennt, dann gibt es zwei grundsätzlich verschiedene Ansätze, diese Erkrankungen zu behandeln bzw. ihre Entstehung zu verhindern:

Der erste und sicherlich auch wichtigere Ansatz besteht darin, die als Stressoren wirkenden Umweltfaktoren zu erfassen und sie dann zu beheben. Der bedeutenste Vertreter dieser Richtung ist ohne Zweifel LEVI. Hinweise auf Umweltsituationen, die als Stressoren wirken, kann man durch die Bestimmung der verschiedensten Faktoren bekommen, wie die Messung von Blutdruck, elektrische Leitfähigkeit der Haut, Catecholaminausscheidung. So wichtig alle diese Parameter auch sind, um belastende Umweltsituationen oder Umweltreize zu erfassen, sie geben weder ein Bild der Reaktion eines Organismus auf belastende Umweltreize, noch können sie die pathophysiologischen Folgen von Stressreaktionen erklären. Um es überspitzt auszudrücken: Im allgemeinen dienen diese physiologischen Stressindices meiner Meinung nach auch nur dazu, eine Umweltsituation, die bereits der gesunde Menschenverstand als unangenehm oder schädlich erfaßt hat, auch physiologisch zu charakterisieren, da dies heute als wissenschaftlicher oder überzeugender gilt.

Der zweite Ansatz besteht darin, daß man die physiologischen Prozesse bis in Einzelheiten aufklärt, die in einem Organismus bei Einwirkung bestimmter belastender Reize ablaufen, um die möglichen pathologischen Folgen zu verstehen und beheben zu können. Hierbei muß man sich von der Vorstellung eines unspezifischen Reaktionsmusters auf die verschiedensten Belastungen lösen, wie es von SELYE gefordert wird, da dies heute nur die Forschung hemmt.

Ziel einer derartig physiologischen Stressforschung darf es jedoch nicht sein, den Menschen ein gesundes Leben in jeder noch so gearteten Situation zu ermöglichen. Vielmehr sollte immer erstes Ziel sein, wie es von LEVI auch stets betont wird, die Umwelt so zu verändern, daß die Menschen möglichst stressfrei leben können. Es ist jedoch eine Utopie zu glauben, daß es irgend eine Gesellschaftsform geben könnte, in der die Individuen nicht immer wieder mehr oder minder unter sozialen Belastungen stehen. Diese unvermeidbaren Belastungen und ihre schädlichen Auswirkungen medizinisch zu behandeln, setzt das Verständnis der physiologischen und pathophysiologischen Vorgänge im Organismus bei Einwirkung von Stressoren voraus. Von diesem Verständnis sind wir allerdings heute noch weit entfernt.

Völlig offen muß die von mir bereits angeschnittene Frage bleiben,
ob es auch Umwelteinflüsse gibt, die von einzelnen nicht als
aktivierend bzw. belastend erfahren werden, die aber dennoch auf
Dauer pathologische Folgen haben können. Befunde aus Tierexperimenten deuten auf diese Möglichkeit hin.

Insgesamt zeigen die vielen übereinstimmenden Befunde von Tier
und Mensch deutlich, daß soziale Stressreaktionen für alle Säugetiere typisch sind.

Die tierexperimentelle Forschung über diese Fragen müßte jedoch
in Zukunft ganz beträchlich verstärkt werden; besonders da man
nur im Tierexperiment die Bedeutung chronischer soziopsychischer
Belastungen für die Entstehung von Herz-, Nieren- und Kreislaufschäden analysieren und unter Umständen zu verstehen lernen
könnte.

KERBER: Als Nicht-Mediziner war ich positiv überrascht, wie viele
parallele Probleme sich in den Wissenschaften heute stellen, für
die die Fachleute der Einzeldisziplinen sich in einem interdisziplinären Gespräch gegenseitig helfen können. So schwierig es
ist, sich auch nur in einem beschränkten Bereich an die Spitze
der Forschung vorzuarbeiten, so erscheint es mir doch möglich,
den Kollegen aus einem ganz anderen Fachbereich die gewonnenen
Ergebnisse der Forschung einigermaßen zuverlässig zu vermitteln
und dadurch auch Hilfe für die eigene Arbeit zu erhalten. Dadurch
kann vermieden werden, daß entweder der einzelne unverhältnismäßig viel Zeit und Kraft auf die Lösung von Problemen verwenden
muß, für die in der Nachbardisziplin schon erfolgreiche Methoden
entwickelt wurden, oder daß er vermeidbare Fehler begeht. Für das
Thema des Werkstattgespräches erscheint mir dabei vor allem die
Zusammenarbeit mit Psychologen und Sozialwissenschaftlern von
Bedeutung.

LECHLEITNER: Als Vertreter eines Berufstands (Fernseh-Journalist),
in dem keine medizinische bzw. naturwissenschaftliche Ausbildung
verlangt wird, hat mir bei diesem Werkstattgespräch manchmal
gerade das wissenschaftliche Element gefehlt. Bei der Darstellung

von Versuchen, Ergebnissen und deren Interpretation vermißte ich
häufig den für uns alle unabdingbaren Zweifel. Dieser Eindruck
verdichtete sich schließlich im Verlauf der hochinteressanten
Tagung zu dem Gesamteindruck: Wie problematisch ist die wissenschaftliche bzw. journalistische Ausdrucksform überhaupt, von
welchen Zwängen wird sie beherrscht, welchen hierarchischen
Zwängen, Einflüssen und Rücksichtnahmen unterwirft sie sich?

Das ließ in mir die Frage aufkommen, was können Vertreter des
einen Lagers von denen des anderen eigentlich lernen.

Ein zweiter Eindruck: Verhältnismäßig wenig Stress wurde auf die
positiven Aspekte vom Stress gelegt.

LEPPER: Das Werkstattgespräch hat mir gezeigt, daß viele namhafte
Persönlichkeiten sich ernsthafte Gedanken darüber machen, daß
Stress zwar zu unserem Leben gehört, vom einzelnen Menschen aber
sehr unterschiedlich aufgenommen und verarbeitet werden kann.
Das heißt, daß gleiche Stressoren für einen Menschen aktivierend
wirken, für den anderen aber bereits "Disstress" bedeuten und
in kürzeren oder längeren Zeitschnitten Krankheiten verursachen,
die wir heute als psychosomatisch bezeichnen. Die Forschung hat
schon auf vielen Gebieten erkannt was den Menschen "kränkt" und
schließlich krank macht. Nur brauchen wir wohl noch sehr viel
Geduld bis die statistisch erfaßten Daten dazu führen, Berufe zu
entwickeln, deren Zweck es ist, Krankheiten zu verhüten anstatt
sie zu heilen. Daß dies nicht nur hypothetisch, sondern auch
praktisch denkbar wäre, hat mich dieses Werkstattgespräch hoffen
lassen. Nur möchte ich einen Ausspruch von Herrn SELYE abschließend zitieren: "Der Erfinder des besten Rennwagens kann ihn nicht
unbedingt auch am besten fahren", deswegen wird all das, was wir
beim Werkstattgespräch hörten, noch lange Zeit brauchen, bis daraus eine echte Hilfe für den Menschen werden kann.

NÜSSEL: Die Erforschung von Beziehungen zwischen psychosozialem
Stress und koronaren Herzkrankheiten ist dringend nötig und bedarf
einer breit angelegten Langzeitkonzeption. So lange keine wissenschaftlich gut gesicherten Ergebnisse vorliegen, ist es richtiger,

den Stressbegriffe aus der Öffentlichkeitsarbeit bzw. aus der
Gesundheitsbildung weitgehend herauszulassen. Die Bevölkerung
soll zunächst wissen, daß alles darauf ankommt, die risikoreichen
Lebensweisen (Rauchen, Überernährung, Bewegungsmangel) zu vermeiden.

HALHUBER: Das Schlußwort des Moderators ist in erster Linie ein
Dankeswort an alle aktiven Teilnehmer dieses Gesprächs, das so
verlaufen ist, wie er es sich nur wünschen konnte. Der Spannungs-
bogen von den tierexperimentellen Beiträgen bis zu den sozialpolitischen Forderungen und der mehr als lebhaften Diskussion
um den "Stress" _in_ den Medien und _durch_ die Medien hat sich als
tragfähig erwiesen.

Natürlich konnten in diesen wenigen, aber sehr intensiven Stunden
zu manchem Problemkreis nur Stichworte geliefert werden, die bei
anderen Gelegenheiten weitere Diskussionen provozieren sollten.
Nur eine Frage - sozusagen in eigener Sache - möchte ich im Schlußwort nochmals aufgreifen, weil sie von erheblich aktueller praktischer Bedeutung ist. Ich bin nicht der Meinung, daß wir den
Stressbegriff heute aus der Öffentlichkeitsarbeit und der Gesundheitsbildung herauslassen können und sollen. Hier sieht der Arzt
und der Praktiker andere Prioritäten als der Forscher und Theo-
retiker. Dr. PETZOLD, Heidelberg, hat meines Erachtens mit Recht
geschrieben:

"Tatsache aber ist auch, daß mit dem Begriff "Stress" Patienten
entlastet werden, die oft unter einem ungeheuren inneren und
äußeren Druck stehen, der mitunter umso größer wird, je weniger
man ihnen somatische Gründe für ihren Herzinfarkt nennen kann.
Sie haben nicht geraucht, sie haben keine Stoffwechselstörung,
sie haben kein Übergewicht. Für diese Patienten ist dieser Begriff
"Stress" meist eine Entlastung, eine Möglichkeit für ihren Rück-
zug auf eine Linie, von der sie sich möglicherweise neu aufbauen
können. Wenn psychotherapeutisch irgendetwas hilft, dann ist es
die Benennung (Verbalisierung) von dem, was wortlos in dem Patienten ist. Gäbe es den Begriff "Stress" nicht, man müßte ihn
aus therapeutischen Gründen erfinden. So diffus er auch sein mag,

für Patienten, die nicht in der Lage sind, ihre Gefühle zu ver-
balisieren - und ich denke hier wieder an die o.e. Alexithymiker
- ist er ein ausgesprochen präziser Begriff: etwas, an das sie
sich halten können."

Von diesem Punkt aus kann man weitergehen, von diesem Punkt -
wenn das zugestanden ist - kann man sich Bereichen nähern, die
sonst - und gerade bei Herzinfarkt-Patienten - extrem verdrängt
sind.

Nach den Erfahrungen mit interdisziplinären Begegnungen in vergangenen Jahren und der damaligen Sprachfremdheit, Sprachverschie-
denheit der verschiedenen Gruppen, vor allem der Mediziner und
der Psychologen, war ich über die Fortschritte in unseren Ver-
ständigungsmöglichkeiten sehr angenehm überrascht.

Daß diese nicht nur der Moderator so positiv erlebt hat, wurde
mir durch ein vielfaches Echo bestätigt. Der Sponsor dieser Veranstaltung, die Firma Pharma-Schwarz-Monheim, hat deshalb schon
während es noch im Gang war, den Vorschlag gemacht, ein solches
interdisziplinäres Höhenrieder Werkstattgespräch jährlich am
2. Freitag im Juli zu wiederholen.

Aber auch, wenn dieser Versuch hier und heute gelungen erscheint,
so wollen wir uns doch nicht verhehlen, wie mühsam alle interdisziplinären Begegnungen von Wissenschaftlern sind. Da gilt es,
Ängste und Abwehrmechanismen gegenüber dem Ungewohnten und Unver-
trauten zu überwinden, die mehr als sonst belastend empfundene
Anstrengung des Zuhörens zu üben und schließlich jede Aussage von
vornherein als Teil eines Dialogs und nicht als Monolog zu entwerfen.

Aber das ist nur die subjektive Seite. Der Gegenstand dieses
Werkstattgesprächs selbst ist begrifflich-inhaltlich und methodisch noch umstritten, ja für manche sogar "anrüchig". Das wird
sich vermutlich in einigen Jahren ändern, wenn die ökologische
Betrachtungsweise als einzig adäquate erkannt worden ist und zunehmend gut kontrollierte Studien und interdisziplinäre Forschungs-

ansätze sich als ergiebig erweisen. Da stehen wir freilich erst am Anfang. Ob dieses Gespräch ein anregender und positiver Beitrag zu einem Fortschritt war, können wir heute noch nicht beurteilen.

Literaturverzeichnis

AHLQUIST, R.P.: A Study of the Adrenotropic Receptors. Amer.J.
    Physiol. 153, 586-600 (1948)

BONN, J.A., TURNER, P., HICKS, D.: Beta-Adrenergetic Receptor
    Blockade with Practolol in Treatment of Anxiety. Lancet 1972 I,
    814
BUTOLLO, W.H.: Stimulusrelations in Classical GSR-Condioning.
    Psychonomic Science (1972)
BUTOLLO, W.H.: Experimente zur Modifikation aversiver Emotionen.
    Wien 1974
BUTOLLO, W.H.: Das systematische Experiment als Forschungsinstru-
    ment der klinischen Psychologie. In: Handbuch der Psychologie -
    Klinische Psychologie (Hrsg. Pongratz, L.J.) Göttingen:
    Hogrefe 1976

CHRISTIAN, P.: Risikofaktoren und Risikopersönlichkeit beim
    Herzinfarkt. Verh. d. Dtsch. Ges. f. Kreislaufforschung
    Bd. 32. Darmstadt: D. Steinkopf 1966
CHRISTIAN, P.: Herzinfarkt in psychosomatischer und anthroposo-
    phischer Sicht. Internist 13, 124-128 (1974)
CHRISTIAN P., HAHN, P., NÜSSEL, E.: Stress und Infarkt. Dtsch.
    Ärztebl. 13, 877-880 (1976)
CONOLLY, J.: Br. J. Hosp. Med. 11, 297 (1974)
CROOG, S.H., LEVIN, S.: Social Status and Subjective Perceptions
    of 250 Men after Myocardial Infarction. Public Health Rep. 84,
    989-997 (1969)
CROOG, S.H., Denial among Male Heart Patients. Psychosom. Med.
    33, 385 (1971)

DOLLERY, C.T., PATERSON, J.W., CONNOLLY, M.E.: Clinical pharma-
    cology of beta-receptor-blocking drugs. Clin.Pharmac.Ther.
    10, 765 (1969)
DOTZAUER, G., NELVE, W.: Statistische Erhebungen über Panorama-
    wandel des akuten Herztodes. Dtsch. Z. Ges. Ger. Med. 30 (1956)
DUNBAR, F.: Psychosomatic Diagnosis. New York: Hoeber 1943

V. EIFF, A.W.: Seelische und körperliche Störungen durch Stress.
    Stuttgart: Fischer 1976
V. EIFF, A.W.: Die Bedeutung des Zentralnervensystems und der
    weiblichen Sexualhormone für die Hypertonie. In: (HRSG.E.
    Zeitler) Hypertonie in der Angiologie. Baden-Baden: Witzstrock
    1976 32-41
V. EIFF, A.W.: Stress reactions of normotensives and hypertensives
    and the influence of female sex hormones on blood pressure
    regulation. (Im Druck)

ELIOT, R.S.: Stress and cardiovascular disease. Europ. Journ.
    of Cardiology, 5/2, 97-104 (1977)
ENGEL, G.L.: Psychologic Factors in Instanteneous Cardiac Death,
    New. Engl. J. Med. 294, 664-665 (1976)

V. FERBER, L.: Risikofaktoren in sozio- und psychohygienischer
    Sicht. In: Intern. Journ. Rehab. Res. (im Druck)
V. FERBER, L.: Psychosomatische Hintergründe des Schlaganfalles:
    arbeits- und berufsspezifische Belastungen als auslösende
    und verstärkende Bedingungen chronisch degenerativer Erkran-
    kungen. MMG 2, 36-44 (1977)
V. FERBER, L.: Soziostrukturelle Voraussetzungen für die Ver-
    wendung des Stresskonzepts. Der prak. Arzt 24, 4868 (1976)
FRIDBERG, L., GEDERLÖF, F., LORICH, U., LUNDAN, T1, DE FAIRE, U.:
    Mortality in twins in relationship to smoking habits and
    alcohol problems. Arch. Environm. Health 27, 294-304 (1973)
FRIEDMAN, G.D., KLATSKY, A.L., SIEGELAUB, A.B.: Predictors of
    sudden Cardiac Death. Circulation, Suppl.III, 51 u. 52, 164-
    169 (1975)
FRIEDMAN, G.D., SIEGELAUB, A.B., URY, H.K.: Is the increased
    risk of myocardial infarction in cigarette smokers due to the
    psychological traits? An attempted exploration using psycho-
    logical questionnaire responses. Prev. med. 4, 526-532 (1975)
FRIEDMAN, G.D., URY, H.K., KLATSKY, A.L.: A psychological quest-
    ionnaire predictive of myocardial epidemiologic study of myo-
    cardial infarction. Psychosom. med. 36, 327-343 (1974)
FRIEDMAN, M.: Emotional Factors and Heart Disease. JAMA 19,
    2081 (1976)
FRIEDMAN, M., ROSENMAN, R.H.: Type A Behaviour and Your Heart.
    London: Wildwood House 1974
FRIEDMAN, M., ROSENMAN, R.H.: Der A-Typ und der B-Typ. Hamburg:
    Rowohlt 1975

GENTRY, W.D., REDFORD, B., WILLIAMS, Jr.: Psychological aspects
    of myocardial infarction and coronary care. St. Louis: C.V.
    Mosby 1975

HALHUBER, M.J.: Herz, Stress- und ärztliche Bildungspolitik.
    Ther. d. Gegenw. 112, 1727-1737 (1973)
HAMPTON, J.R., MITCHELL, J.R.A.: Haemostasis and Thrombosis.
    In: Human Blood Coagulation. 2nd edn., (ed. R.Biggs) Oxford:
    Blackwell 1976, 536
HAUSS, W.: Koronarsklerose und Herzinfarkt. Stuttgart: Thieme
    1976
HEYDEN, S.: Stress und Infarkt. Therapiewoche 26, 472 (1976)
V. HOLST, D.: Sozialer Stress bei Tier und Mensch. Rheinisch-
    westfäl. Akad. d. Wissenschaften, Vorträge Nr. 253. Opladen:
    Westd. Verlag

JEFFERSON, J.W.: Beta-adrenergic receptor blocking drugs in
    psychiatry. Arch. gen. Psychiat. 31, 681 (1974)
JENKINS, C.D.: Derzeitige Stützen für psychologische und soziale
    Risikofaktoren der koronaren Herzkrankheit. Inn. Med. 3,
    237-238 (1976)
JENKINS, C.D.: Recent Evidence Supporting Psychologic and Social
    Risk Factors for Coronary Heart Disease. New. Engl. J. Med.
    Vol. 294, 18, 987-994 (1976) and 19, 1033-1038 (1976)

JENKINS, C.D., ROSENMAN, R.H., ZYZANSKY, S.J.: Prediction of
     Clinical Coronary Heart Disease by a Test for the Coronary-
     Prone Behavior Pattern. New Engl. J. Med. Vol. 290, 23,
     1271-1275 (1974)
Joint Working Party of the Royal College of Physicians of London
     and the British Cardiac Society: Prevention of Coronary Heart
     Disease. J. roy. Coll. Surg. London 10, 213 (1976)

KIELHOLZ, P.: Stress und Arzt. Monatskurse f. d. ärztl. Fortbild,
     4 (1976)

LEVI, L.: Stress, Distress and Psychological Stimuli. In: McLean,
     Alan (ed.): Occupational Stress. Springfield: Charles C. Thomas
     197, Ill-
LILJEFORS, I.: Coronary heart disease in male twins. Acta med.
     Scand., Suppl. 511 Stockhold: Almqhist u. Wiskell 1970
LOHMÖLLER, G.: Irrtumsmöglichkeiten bei der statistischen Analyse
     klinisch pharmakologischer Ergebnisse. Verh. Dtsch. Ges. inn.
     Med. 81, 1648 (1975)
LOHMÖLLER, G., LYDTIN, H.: Hypertonie in der ärztlichen Praxis -
     technische Fortschritte in Diagnostik und Therapie. Monats-
     kurse f. ärztl. Fortbildg. 26, 68 (1975)
LOWN, B.: Basis for Recurring Ventricular Fibrillation in the
     Absence of Coronary Heart Disease and its Management. New Engl.
     J. Med. Vol. 294, 12, 623-629 (1976)
LUBAN-PLOZZA, B., PÖLDINGER, W.: Der psychosomatisch Kranke in
     der Praxis. Basel: Wiss. Dienst Roche (1972)
LYDTIN, H.: Beta-Receptorenblocker. Ergebnis inn. Med. Kinder-
     heilk. 30, 97-168 (1970)
LYDTIN, H.: Behandlung der koronaren Herzkrankheit mit ß-Recep-
     torenblockern. Internist 9, 373-379 (1972)
LYDTIN, H.: Die Wirkung der Beta-Receptorenblocker auf die
     Dynamik des gesunden und ischämischen Herzens. Hrsg.: H.J.Holt-
     meier, W. Siegenthaler Stuttgart: Thieme 1975, 51-60
LYDTIN, H.: Side effects and contraindication of ß-receptor-
     blocking agents. Kli. Wschr. (im Druck)

MITCHELL, I.R.A., SHARP, AA.: Br. J. Haematol. 10, 78 (1964)

OSLER, W.: Lancet 1910 I, 697, 839, 973

PEGRUM, G.D.: Nature 213, 301 (1967)
PETZOLD, E.: Psychotherapeutische Gesichtspunkte bei der Nach-
     behandlung von Patienten mit Herzinfarkt. Notabene medici 8,
     14-18 (1976)
PFLANZ, M.: Psychische und soziale Faktoren bei der Entstehung
     des Hochdrucks. Internist 15, 124-128 (1974)
PFLANZ, M.: Psychologische und sozialmedizinische Aspekte in
     der Hypertonie. In: Verh. Dtsch. Ges. inn. Med. 80.Kgr. Wies-
     baden. München: Bergmann 1974 42-49

RICHTER, H.E., BECKMANN, D.: Herzneurose. Stuttgart: Thieme 1969
ROSENMAN, R.H.: Relation of Corneal Arcus to Cardiovascular Risk
     Factors and the Incidence of Coronary Disease. New. Engl. J.
     Med. 19, 1322-1324 (1974)

ROSENMAN, R.H.: Coronary Heart Disease in the Western Collaborative
    Group Study. Final Follow-up Experience of 8,5 years. JAMA <u>233</u>,
    872-877 (1975)
ROSENMAN, R.H., BRAND, R.J., SCHOLTZ, R.J.: Multivariate predic-
    tion of coronary heart disease during 8,5 year follow-up in
    the Western Collaborate Group Study. Amer. J. Cardiol. <u>37</u>,
    903-910 (1976)
ROSENMAN, R.H., FRIEDMAN, M.: Neurogenic factors in pathogenesis
    of coronary heart disease. Med. Clin. North. Amer. <u>58</u>, 259-
    269 (1974)

SEEMANN, W.F.: Verhaltensmerkmale von Kranken vor und nach einem
    Herzinfarkt. Westf. Ärzteblatt <u>5</u> (1964)
SELYE, H.: Stress - Bewältigung und Lebensgewinn. München: Piper
    1974
SIEDEK, H.: Stress und Koronarerkrankungen. Med. Wschr. <u>122</u>, 599-
    601 (1972)
SCHIERL, W.: Der Einfluß von Tranquilizern und von kardioselek-
    tiven ß-Rezeptorenblockern auf die kardiovaskuläre Stress-
    reaktion. Verh. Dtsch. Ges. f. inn. Medizin (1976)
STARKE, K.: Influence of phenylenephrine and orciprenalin on the
    release of noradrenaline. Experientia <u>29</u>, 597 (1973)
STJÄRNE, L., BRUNDIN, J.: Dual adrenoceptor-mediated control of
    noradrenaline secretion from human vasoconstrictor nerves:
    facilitation by ß-receptors and inhibition by ß-receptors.
    Acta physiol. scand. <u>94</u>, 139 (1975)
STOCKSMEIER, U. (Hrsg.): Psychological Approach to the Rehabili-
    tation of Coronary Patients. Berlin-Heidelberg-New York:
    Springer 1976
STOCKSMEIER, U.: Beiträge zum Problem psychosozialer Überlastung.
    Therapiewoche <u>23</u>, 37-40 (1973)
STUMPE, K.D.: Psychosozialer Stress. Z. Allgemeinmed. 791-794
    (1976)

THEORELL, T., LIND, E., FLODERUS, B.: The Relationship of Dis-
    turbing Life-Changes and Emotions to the Early Development
    of Myocardial Infarction and Other Serious Illnesses. Int.
    of Epidemiol. <u>4</u>, 281-293 (1975)
THEORELL, T., AKERSTEDT, T.: Day and Night Work: Changes in
    Cholesterol, Uric Acid, Glucose and Potassium in Serum and
    Circadian Patterns of Urinary Catecholamine Excretion. Acta
    med. scand. (1975)

VESTER, F.: Phänomen Stress. Stuttgart: DVA 1976

WOLFF, G.: Psychosozialer Stress und Herzinfarkt. Ther. d. Geg.
    <u>116</u>, 676-684 (1977)
WRIGHT, B.: Diet and Coronary Heart Disease Perspectives. Med.
    J. Aust. <u>2</u>, 958 (1975)
WRIGHT, I.S.: Role of psychogenic and behavior patterns in
    development and aggravation. NY. State J. Med. 2129-2132 (1975)